DER ARZT AM UNFALLORT

Pathophysiologie,
dringliche Diagnostik und Erste Hilfe

von

PROF. DR. WALTER DÜBEN

Leitender Arzt der Unfallabteilung

des Friederikenstiftes Hannover

Mit 55 Abbildungen

19 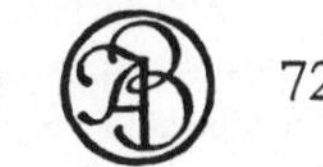 72

SPRINGER-SCIENCE+BUSINESS MEDIA, B.V.

Dieser am Seitenrand stehende Blickfang ist ein Hinweis auf
dringliche Diagnostik und Erste Hilfe

Dritte, überarbeitete Auflage

ISBN 978-3-540-79612-1   ISBN 978-3-642-86111-6 (eBook)
DOI 10.1007/978-3-642-86111-6

VORWORT ZUR 1. AUFLAGE

Der Unfalltod nimmt heute nach Herzkrankheiten, Krebs und Schlaganfall in den hochindustrialisierten Ländern Europas — Deutschland einbezogen — und Nordamerikas die 4. Stelle ein. Schlimme Ernte hält er unter Menschen in den besten Jahren ihrer Schaffenskraft und unter Kindern. Verkehrs-, Arbeits- und Hausunfälle sind dabei unterschiedlich beteiligt.

Mit ständig zunehmender Verkehrsdichte schnellt die Unfallfrequenz sprunghaft in die Höhe, und tödliche Unfälle häufen sich in erschreckendem Maße.

Angesichts dieser Opfer im Verkehr, am Arbeitsplatz und im häuslichen Milieu sind alle mit der modernen Wiederbelebung im Zusammenhang stehenden Fragen in Fluß gekommen und zu einem in Wort und Schrift lebhaft diskutierten Thema geworden, das jeden Arzt angeht, gleichgültig, ob er als praktischer Arzt, Fach- oder Zahnarzt, in der pharmazeutischen Industrie oder als Beamter tätig ist. An Freiwilligkeit und Bereitschaft appellierend, erwartet man, daß sich alle Ärzte die neuzeitlichen Wiederbelebungsmethoden aneignen und sich mit den hierzu benötigten Instrumentarien und Geräten ausrüsten.

Von Ärzten und Zahnärzten, die in unserer Klinik mit den theoretischen Grundlagen und der praktischen Durchführung Erster Hilfeleistung vertraut gemacht wurden, ging die Anregung zu diesem Buch aus. Maßgeblichen Anteil daran hat auch der Verlag mit konstruktiven Vorschlägen.

Die Anfertigung der Zeichnungen oblag Frau *E. Wilhelm*, Würzburg. Sie hat sich dieser Aufgabe mit Geschick und großem Einfühlungsvermögen entledigt. Dafür gilt ihr mein besonderer Dank.

Hannover, im Sommer 1965   Der Verfasser

VORWORT ZUR 3. AUFLAGE

Die jetzt vorliegende Auflage wurde überarbeitet, mehrere Kapitel neu geschrieben und einige Strichzeichnungen hinzugenommen.

Herrn Dr. *Stoeckel*, Leiter der Bundesschule des Deutschen Roten Kreuzes Bonn-Bad Godesberg—Mehlem, danke ich für wertvolle fachkundige Anregungen, die übernommen wurden.

Die apparative Ausrüstung betreffend, werden neben dem Unfallkoffer der Hannoverschen Ärztegruppe der Notfallkoffer von Prof. Dr. *Ungeheuer*, Prof. Dr. *Contzen* und Dr. *Kunz* und der ADAC-Koffer in Abbildungen dargestellt.

Hannover, Frühjahr 1972   Der Verfasser

INHALT

EINLEITUNG

Obwohl der Aufgabenbereich des Laienhelfers und Arztes bei Ausübung Erster Hilfe vieles gemeinsam hat, bestehen doch in mancher Hinsicht prinzipielle Unterschiede, da der Arzt, auf Grund seiner Ausbildung, z. B. eine respiratorische Insuffizienz vom Herzstillstand eher und sicherer abgrenzen und schon deswegen besser und wirksamer helfen kann. Sichtet man die Fülle von Therapievorschlägen für die Erste Hilfe, dann zeigt sich, daß selbst die Auffassungen von Experten auf diesem Gebiete teilweise voneinander abweichen und in dem einen oder anderen Punkt sogar divergieren. Es fällt daher nicht immer leicht, theoretische Möglichkeiten und heute noch problematisch erscheinende Vorstellungen von experimentell erarbeitetem oder durch klinische Beobachtungen untermauertem Wissensgut so scharf zu trennen, wie es vielleicht notwendig wäre, wenn man sich in erster Linie auf die praktischen Bedürfnisse beschränken will. Sie stehen hier ganz im Vordergrund. Als Schlüssel zu deren Verständnis sind die pathophysiologischen Vorgänge ausführlich behandelt, ohne den Anspruch auf Vollständigkeit erheben zu wollen. Maßnahmen der Blutstillung, des Wundverbandes, Schienung eines Bruches u. a. sind mit einbezogen worden, um ein möglichst vollständiges Bild über zweckmäßige Erste Hilfe zu vermitteln. Auf häufig begangene Fehler wird in den verschiedenen Abschnitten des Buches jeweils besonders hingewiesen.

Mit Aktivierung und Intensivierung der Ersten Hilfe am Unfallort stellt sich zwangsläufig die Frage, ob und inwieweit hierdurch eine effektive Senkung der Todesziffer erreichbar ist. Soviel läßt sich schon vorwegnehmen, daß daran geknüpfte Erwartungen wegen des komplexen Problemkreises ihren Niederschlag nicht allein in sogenannten Erfolgsstatistiken werden finden können. Zunahme des Schweregrades isolierter Höhlen- und Gliedmaßenverletzungen und das zahlenmäßige Überwiegen der Kombinationsschäden zeugen vom Wandel der Verletzungsfolgen, der sich speziell beim Verkehrsunfall vollzogen hat. Wer eine arterielle Blutung in Stammnähe durch gekonnte manuelle Kompression bis zur sachgemäßen Versorgung in der Klinik beherrscht, darf für sich in Anspruch nehmen, eine lebensrettende Tat vollbracht zu haben. Dagegen läßt sich der Erfolg nach äußerer Herzmassage nur durch den allein beweisenden EKG-Befund belegen. Ebensowenig sind der Erstickungsprophylaxe dienende Maßnahmen statistisch erfaß- und auswertbar. Dennoch ist ihr Wert sicher höher einzuschätzen als alle meist doch hilflosen Bemühungen bei massiver Aspiration der tiefen Luftwege.

Es mag hier nur am Rande anklingen, daß die Probleme des Verkehrsunfalls vielschichtiger Natur sind und nicht allein ärztliche Belange berühren. Mensch und Straße sind schon längst nicht mehr der Massierung schneller und überschneller Fahrzeuge und Verkehrsballungen gewachsen, die sich zu bestimmten Tages-, Wochenend- und Urlaubszeiten noch zuspitzen. Straßen- und städtebauliche Planungen wird man auf die sich anbahnende Vollmotorisierung abstellen müssen. Nicht minder wichtige Teilfragen des Gesamtkomplexes bilden Verkehrsordnung und -erziehung. Schließlich gilt es, dem Rausch der Geschwindigkeit vernünftige Grenzen zu setzen.

Immer wird sich die außerhalb der Klinik zu leistende Erste Hilfe auf das *unbedingt Notwendige* beschränken und darauf abzielen müssen, daß der Verletzte den *Transport in das nächste Krankenhaus gefahrlos übersteht.* Schnell und richtig angewandt, kann sie für sein weiteres Schicksal von ausschlaggebender Bedeutung sein. In der Großstadt mit einem dichten Netz von Krankenhäusern und entsprechend kurzer Anfahrt wird Erste Hilfe an der Unfallstelle nur selten praktiziert werden. Anders dagegen ist die Situation in ländlichen Bereichen, bei Unfällen auf der Autobahn mit Blockierung der Abfahrtswege über weite Strecken oder beim Katastropheneinsatz. Mögen die Einsatzmöglichkeiten des einzelnen Arztes zahlenmäßig vielleicht nicht ins Gewicht fallen, so darf der Einwand, daß er häufig nicht rechtzeitig an den Unfallort gelangt, dieser eben in Angriff genommenen Aufgabe nicht hemmend im Wege stehen. Größere Erfahrungen und kritische Sichtung sind notwendig, um sich ein Urteil über die Bewährung bilden zu können.

BERGUNG UND LAGERUNG

Häufig ist die Bergung des Verletzten schon erfolgt, bevor überhaupt ein Arzt am Unfallort eingetroffen ist. In den Unfall verwickelt oder aus unmittelbarer Nähe herbeigerufen, überwacht er die Bergungsarbeit oder *legt besser selbst mit Hand an, damit keine zusätzlichen, Schaden stiftende Fehler begangen werden.*

Es ist einleuchtend, daß die Bergungsmaßnahmen weitgehend auf die äußeren Umstände abzustimmen sind. So gelten für den häuslichen Unfall andere Richtlinien als für den Unfall auf verkehrsreicher Straße oder Rettung aus dem Wasser, und wieder andere für Lawinenkatastrophen. Mit speziellen Anweisungen hierüber ließen sich viele Seiten füllen; das würde jedoch abseits vom eigentlichen Thema liegen. Gesunder Menschenverstand und die Fähigkeit zum Improvisieren setzen Art und Laienhelfer in die Lage, den Verletzten mit *wenigen gekonnten Handgriffen zu bergen* und *richtig zu lagern. Vor brüsken und traumatisierenden Lagewechseln wird gewarnt, sie erhöhen die Schockgefahr unnötig!* Mitunter ist die Bergung in Fahrzeuge eingeklemmter Personen besonders schwierig und langwierig und erfordert den Einsatz von Schweißgeräten zur Befreiung aus ihrer Zwangslage. *Man verschafft sich, sofern der Kopf freiliegt, ein vorläufiges Bild über den Zustand des Verletzten, hält die Atemwege offen und kann, falls erforderlich, künstlich beatmen.* Den ansprechbaren, unter Schmerzen Leidenden hilft man mit einer *schmerzstillenden Injektion* (S. 70) und stellt mit rechten Worten schnell den notwendigen persönlichen Kontakt her. Falls mit *schweren Weichteilquetschungen* oder *Strangulierungen der Gliedmaßen zu* rechnen ist, muß die *Bergung zügig vorangetrieben* werden; derartige Schäden bilden häufig den Ausgangspunkt für ein *Crush-Syndrom* (S. 55) mit hoher Mortalität. Wir haben deswegen mehrere junge Menschen Tage später verloren, obwohl sich die Zirkulation der gequetschten Gliedmaßen wieder eingestellt hatte. Rechtzeitig eingeleitete extrakorporale Dialysen brachten leider keine entscheidende Wendung des Krankheitsverlaufes.

Ist der Helfer allein, können die Rettungsgriffe des Wiener Sportlehrers *Rautek* die Bergungsarbeit erleichtern helfen. *Zunächst muß der Verunglückte in sitzende Stellung gebracht werden. Am* Nacken angreifend, wird der Verletzte mit einem Schwung aufgerichtet. Das Halten des Rumpfes besorgen die gegen den Rücken gestemmten Knie des Helfers. Im Anschluß daran legt man einen rechtwinklig gebeugten Arm des Verunglückten quer über seinen Leib und erfaßt ihn mit beiden, von

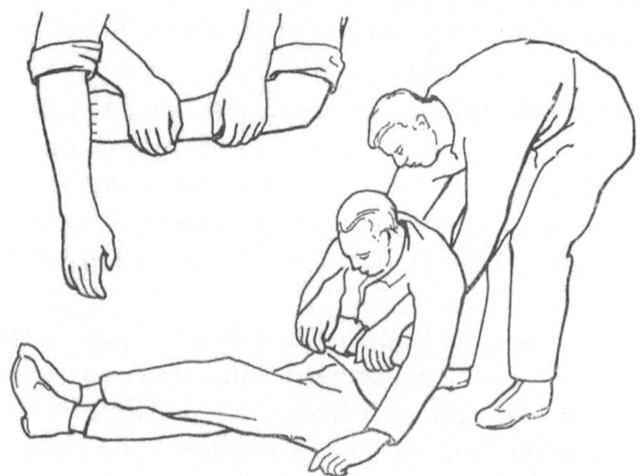

Abb. 1 Bergen mit dem RAUTEK-Griff

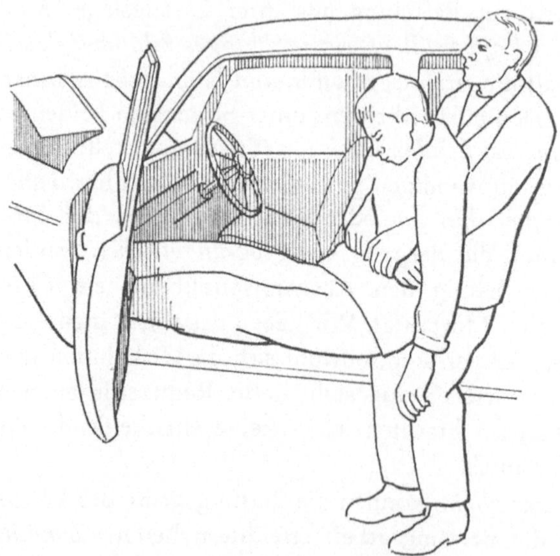

  Abb. 2 Bergen aus dem Fahrzeug

hinten durch die Achselhöhlen geführten Händen (Abb. 1 und 2). Der Helfer tritt einige Schritte zurück und zieht den Verletzten so an sich heran, daß die Last des Körpers auf seinen Knien bzw. Oberschenkeln ruht. Heben und Fortschaffen des Verletzten gelingen dann ohne allzu großen Kraftaufwand und — hat man ihm die Beine übereinandergelegt — nahezu mühelos (Abb. 3).

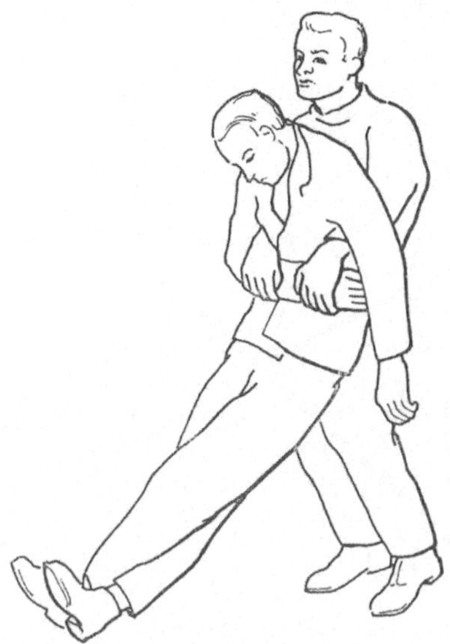

Abb. 3   Abschleppen mit übereinandergelegten Beinen

Selbstverständlich ist es besser, wenn sich *mehrere Helfer* gemeinsam beim Bergen betätigen und den Verletzten in *Normalhaltung der Wirbelsäule* (Abb. 4) und zusätzlicher Unterstützung des Kopfes in das

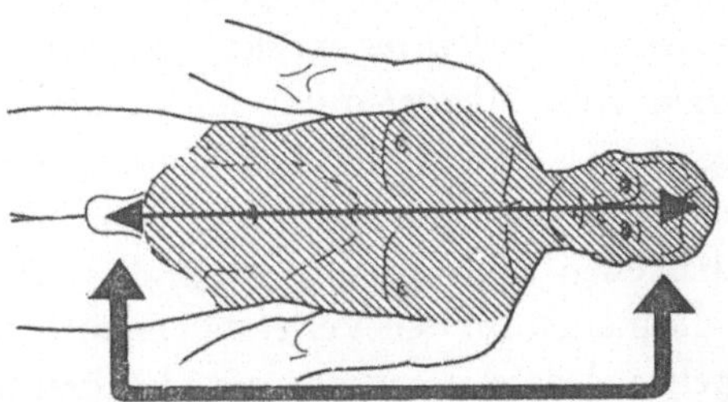

Abb. 4   Nullhaltung der Wirbelsäule nach ARNAUD bei Frakturen des Stammes   **13**

nächste Haus, an den Straßenrand oder auf den Grünstreifen der Autobahn tragen und lagern. Auf diese Weise sind gleichzeitig alle, bei einem Wirbelbruch zu beachtende Vorkehrungen erfüllt. Auch beim Bewußtlosen muß an einen im Augenblick noch nicht erkennbaren Wirbelbruch gedacht werden, und es heißt daher vorsorglich alles zu tun, um einen eventuellen Schaden nicht zu verschlimmern. Aus eben genannten Gründen ist das Tragen von Verletzten, wie in Abb. 5 gezeigt wird,

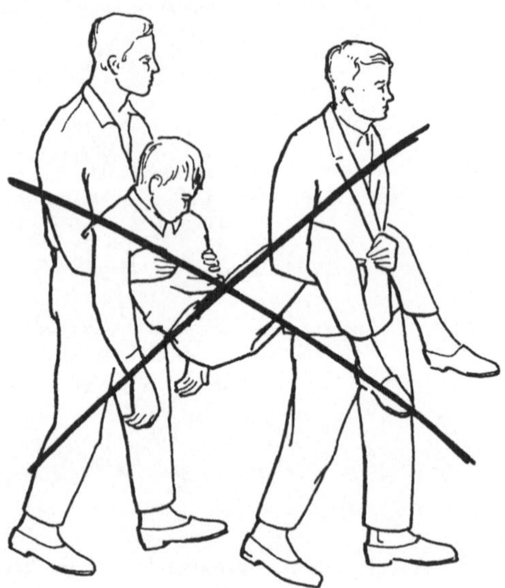

Abb. 5   Falsches Tragen des Verletzten

■   gänzlich zu verwerfen. *Besonders behutsam ist beim Bergen von Querschnittsgelähmten vorzugehen, denn jede passive Bewegung des kranialen oder kaudalen Rumpfabschnittes in sagittaler oder frontaler Richtung birgt die Gefahr einer Abquetschung noch intakter Rückenmarksfasern in sich.* Überhastetes und unbedachtes Handeln kann dazu führen, daß spitze Knochenenden die Hautdecke eines ursprünglich geschlossenen Bruches durchspießen und ein offener Bruch mit weit ernsteren Komplikationsmöglichkeiten für den Verletzten entsteht.

Beim Abschleppen aus dem unmittelbaren Gefahrenbereich muß die notwendige, auch dem *eigenen Schutz dienende Vorsicht* walten und die

Unfallstelle mit allen verfügbaren Mitteln abgesichert werden. Das Mitführen von Warndreiecken und -lampen allein genügt nicht, wenn man sie aufzustellen vergißt. Nachts ist die Unfallstelle durch Lampen oder Handfackeln abzuschirmen, die man in schwenkender Bewegung dem Verkehrsstrom entgegentragen läßt. Leichtsinnigkeit ist schon vielen Helfern zum Verhängnis geworden, so daß sie beim Bergungsmanöver selbst schwer oder gar tödlich verletzt wurden.

Grundsätzlich geht die Sorge für den Verletzten allen anderen Maßnahmen voran, die zur Rekonstruktion des Unfallherganges und damit zur Klärung der Schuldfrage beitragen können. Wenn es die Zeit erlaubt — das wird nur selten der Fall sein — markiert man die Lage des Verletzten auf der Straße mit gelber Kreide, die immer griffbereit sein sollte.

Die Antwort auf die Frage nach *richtiger* und *zweckmäßiger Lagerung des Verletzten* läßt sich nicht auf einen Nenner bringen. Sie hat sich den jeweiligen Verletzungsfolgen anzupassen und ist auch während des Transportes beizubehalten. Massenunglücksfälle bei verstopfter Straße oder Autobahn und Sichtbehinderung durch Nebel verzögern bisweilen den Abtransport von Verletzten, so daß Fehler bei der Lagerung dann um so schwerer wiegen, zumal sie den *Bewußtlosen bereits nach wenigen Minuten durch Aspiration in höchste Lebensgefahr bringen. Äußerst gefährlich wirkt sich dabei die Rückenlage* (Abb. 6) *aus.* Einzelheiten hierüber sind im Kapitel über Atemstörungen (S. 24) ausgeführt.

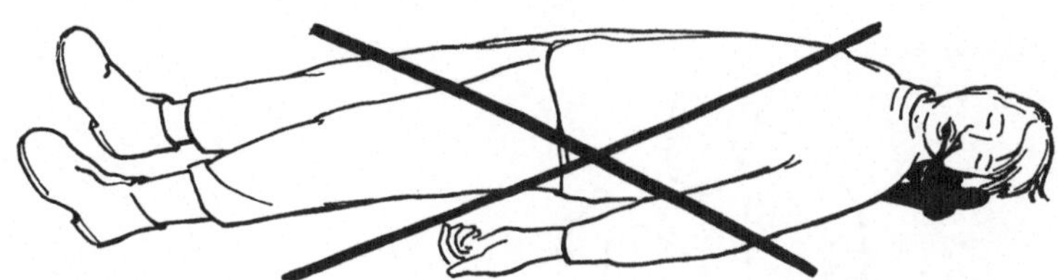

Abb. 6   Rückenlage mit großer Aspirationsgefahr

Der *Erstickungsprophylaxe* dienende Maßnahmen, dazu gehört u. a. das *sachgemäße Lagern,* sind stets ernst zu nehmen, wenn man bedenkt, daß mit *jedem Atemzug* feste Bestandteile aspiriert und die tiefen Luftwege damit versperrt werden können. Durch blindes Absaugen allein läßt sich diese Gefahr nicht beheben.

Der Bewußtlose wird bei vorhandener Spontanatmung in stabile, bequeme Seitenlage gebracht, so daß er halbwegs bäuchlings aufliegt (Abb. 7). Gleichzeitige Seitwärtsdrehung und Retroflexion des flach bzw. etwas tiefer liegenden Kopfes bewahren ihn vor der verhängnisvollen

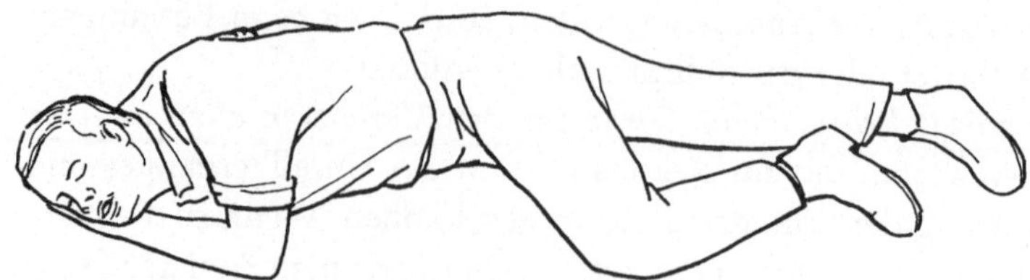

Abb. 7   Stabile Halbseitenlage

Aspiration von Blut, Schleim und Erbrochenem. Die Wendung erfolgt dabei um seine Längsachse, indem die Hilfsperson die ihr gegenüberliegende Hand des Verletzten erfaßt, in diagonaler Richtung zu sich herüberzieht und gleichzeitig gegen den Boden drückt. Die andere Hand hilft beim Wenden und setzt in Höhe des Knies an (Abb. 8). Vorher legt man den anderen Arm dicht an den Rumpf des Verunglückten, so daß er beim Wenden nicht stört. Stabile Lage des Verletzten wird durch Anwinkeln des oberen Beines im Hüft- und Kniegelenk und richtige Plazierung der Arme seitwärts vom Rumpf erreicht, so daß der Körper weder nach vorn noch nach rückwärts rollen kann. Schockbekämpfung

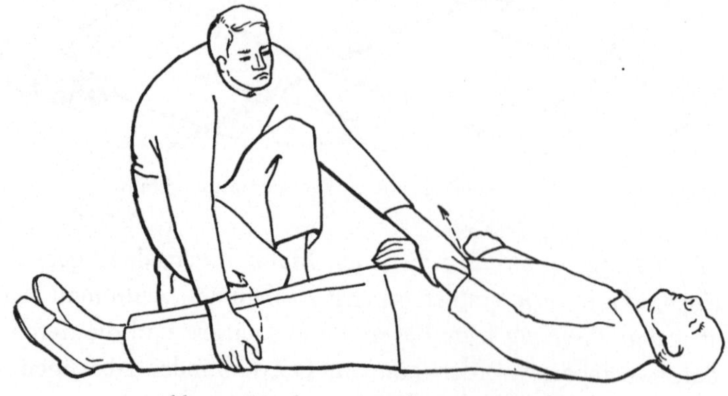

      Abb. 8   Wenden aus Rücken- in Seitenlage

ist jederzeit ohne erneuten Lagewechsel möglich, während die Beatmung wegen der besseren Kontrollmöglichkeiten in Rückenlage vorgenommen wird. Bei der Herzmassage ist auf feste und unnachgiebige Unterlage zu achten.

Brustkorbverletzte bringt man am besten in halbsitzende Position, stützt Kopf und Brustkorb durch Unterlegen von Decken und erleichtert damit das Atmen. Im schweren Schockzustand verbietet sich allerdings das Aufrichten des Rumpfes (S. 11). Rippenstückbrüche mit paradoxer Atembewegung erfordern Lagerung auf die traumatisierte Brustkorbseite.

Intraabdominelle Verletzungen verursachen peritoneale Schmerzen, die anfangs gering sind, später aber an Heftigkeit zunehmen. Linderung bringt das Anziehen der Knie, die man durch eine Rolle oder Kleidungsstücke unterstützt, und indem man den Oberkörper gleichzeitig etwas höher lagert.

Tieflagerung des Kopfes für kurze Zeit und senkrechtes Anheben der Beine sind als unterstützende Maßnahmen bei *Herzmassage* und *Schocktherapie* einzusetzen.

TRANSPORTPROBLEME

Den Auswirkungen des Transporttraumas auf den verletzten Organismus hat man erst in den letzten Jahren die nötige Beachtung geschenkt und entsprechende Untersuchungen hierüber angestellt. Dabei gewonnene Erkenntnisse werden nur summarisch aufgezeigt und den Abschnitten über die Reanimation vorausgeschickt, weil später immer wieder vom Erreichen der Transportfähigkeit, den Verletzten bedenkenlos transportieren zu können u. ä. die Rede sein wird.

Es mag dahingestellt sein, ob und inwieweit es zutrifft, daß Behelfstransport Mord sei. Sicher ist man mit dieser Formulierung über das Ziel hinausgeschossen. Wir möchten sie so verstanden wissen, daß *jeder improvisierte und schnelle Transport, der ohne Rücksichtnahme auf den Verletzten erfolgt, nur unter strenger Indikation erlaubt ist. Auch der Transport in einem Kranken- oder Unfallwagen muß als behelfsmäßig gelten, wenn der Bewußtlose, im besonderen Maße Schutzbedürftige ohne notwendige Überwachung bleibt.* Es mangelt nicht an Beispielen dafür, daß Erbrechen und Aspiration den Verletzten auf dem Wege in die Klinik in höchste Lebensgefahr bringen, so daß jede Hilfe zu spät kommt. Wer wollte jedoch so vermessen sein, die unzulänglichen Transportbedingungen als alleinige, den Tod bringende Ursache hinzustellen, ohne sich Gewißheit über Art und Schwere der Verletzung verschafft zu haben, die anfangs nicht immer übersehbar sind. Alle am Unfallort verwirklichten Hilfeleistungen sind jedoch völlig nutzlos, wenn man beispielsweise einen Schwerverletzten mit Atemnot oder Schock in Eile transportiert und sich selbst überläßt.

Nach *Friedhoff* und *Hoffmann* gefährden *longitudinale Schwankungen,* im wesentlichen von Geschwindigkeit und Fahrweise abhängend, den zentralisierten, eben mühsam aufrecht erhaltenen Kreislauf. Die Autoregulationen mit sinnvoller Verteilung der zirkulierenden Blutmenge werden während der Fahrt gestört. *Vertikale Schwankungen,* die auf Beschaffenheit der Fahrbahn und Federung des Fahrzeuges bezogen werden, erregen das Vasomotoren- und Vestibular-System und reizen selbst den bewußtseinsklaren schockierten Verletzten zum Erbrechen. Den *horizontalen Schwankungen* schreiben die Autoren dislozierende Wirkungen auf Knochenbrüche zu, die mit unliebsamer Schmerzverstärkung einhergehen. Oft greifen mehrere dieser Faktoren ineinander und potenzieren ihren Einfluß *(Friedhoff).*

 Hieraus ableitbare Folgerungen besagen, daß die rasche Fahrt eines

Rettungswagens mit Blaulicht und Martinshorn dem Verletzten unter Umständen Schaden in mancher Hinsicht zufügen kann, und daß der eben kompensierte Schock nur allzuleicht an den Rand der Dekompensation gerät.

Lagerung des Verletzten an der Unfallstelle und während des Transportes können wegen damit verbundener Gefahrenmomente nicht ernst genug genommen werden. Das trifft in ganz besonderem Maße für den Bewußtlosen zu.

Transportfähigkeit des Verletzten ist erreicht, wenn die vitalen Funktionen der Atmung und des Kreislaufes stabilisiert sind und auch während des Transportes nicht gefährdet sein werden. Das Abwägen von sofort durchzuführenden Maßnahmen und solchen, die einen Aufschub bis zur Einlieferung in die Klinik erlauben, bleibt dem Arzt überlassen. Maßgebend hierfür sind die jeweiligen Besonderheiten des Einzelfalles und die regionär unterschiedliche Transportdauer. *Was noch rechtzeitig unter besseren Bedingungen in der Klinik vorgenommen werden kann, unterbleibt an der Unfallstelle!* Mit anderen Worten heißt das: der schonend durchgeführte Transport eines im Schock befindlichen Verletzten ist durchaus erlaubt, wenn eine Klinik in wenigen Minuten erreichbar ist. Andernfalls wird die Infusionstherapie am Unfallort eingeleitet und so lange fortgesetzt, bis der Kreislauf ausgeglichen ist. Man sei sich darüber klar, daß durch hohe Fahrgeschwindigkeit jeder wirksame Beistand auf dem Wege in das Krankenhaus zunichte gemacht wird. *Nur bei epiduralem Hämatom und schwerer innerer Blutung ist eine hohe Geschwindigkeit erlaubt.*

Nach den Erfahrungen von *Friedhoff* benötigen etwa 20 % unserer Verletzten und Kranken eine ärztliche oder laienmäßige Überwachung während des Transportes. Von wenigen bereits erwähnten Ausnahmen abgesehen, verhält sich der Arzt immer richtig, wenn er den Schwerverletzten bis zum Eintreffen eines Unfallwagens warten und nicht in einen zufällig vorbeikommenden PKW einzwängt und ihn ohne Betreuung während der Fahrt abtransportieren läßt. *Grundsätzlich sollen die Verletzten liegend transportiert werden,* es sei denn, daß eine ärztliche Anordnung den sitzenden Transport vorschreibt. Die jeweils richtige Lagerung, auf die Besonderheiten der Unfallfolgen abgestimmt, ergibt sich aus den *Strichzeichnungen* Abb. 9.

(1) Transportlagerung bei Verdacht auf Wirbel- und Beckenfrakturen (Bewußtsein erhalten)

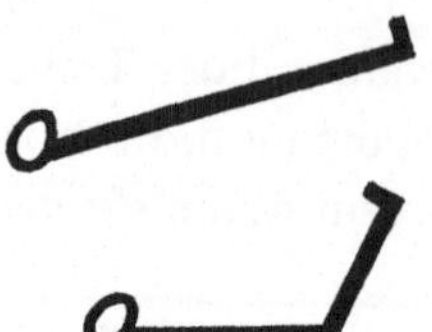

(2 a, b) Schräglagerung, Kopf am tiefsten Punkt, Beine ev. in Taschenmesser-Position beim Schock

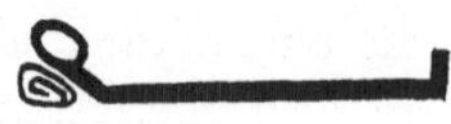

(3) Rückenlage, Kopf durch Nackenrolle erhöht, bei Schädelfrakturen

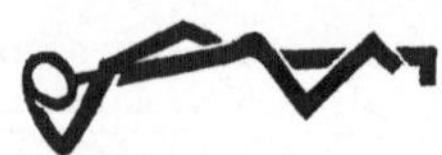

(4) Halbseitenlage für Transport Bewußtloser (ohne Intubation)

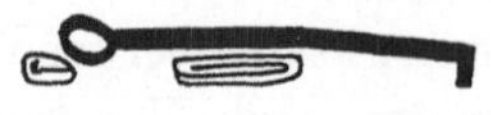

(5 a, b) Bauchlage oder Knie-Ellenbogen-Position bei Blutung aus Mund und Nase (Kiefer-, Kehlkopf-, Luftröhrenverletzungen)

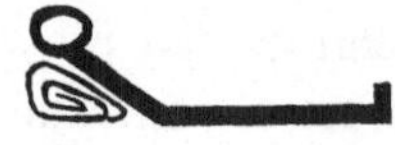

(6) Halb-sitzende Position bei allen Brustkorbverletzungen

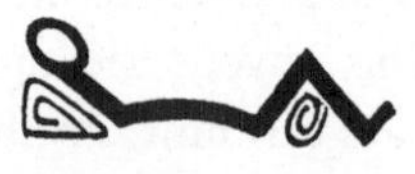

(7) Erhöhter Oberkörper und angezogene Knie bei intraabdominellen Verletzungen durch Entspannung der Bauchdecken schmerzlindernd

     Abb. 9

Wenn man sich heute anschickt, den Problemen des Transportes mehr Aufmerksamkeit zu widmen und um Abstellung von Mängeln bemüht ist, dann liegt die zwingende Notwendigkeit dazu auf der Hand. Instrumentelle und apparative Ausrüstungen der dem Verletztentransport dienenden Fahrzeuge sollten zweckentsprechend nach einheitlichen Richtlinien erfolgen. Die Aus- und Fortbildung von Fahrern und Beifahrern ist genauso wichtig. Der Forschungsring für Verkehrsmedizin hat sie auch bereits aufgegriffen.

An den Verletzten- und Krankentransport werden heute weit größere Anforderungen zur Verwirklichung inzwischen erarbeiteter medizinischer, sich mit dem Transporttrauma beschäftigender Erkenntnisse gestellt. Schon die Stationierung von Fahrzeugen bedarf sorgfältiger Planung in Hinsicht auf schnelle Erreichbarkeit. Die vom Verkehr überfluteten Straßen einer Großstadt erfordern eine Dezentralisierung in Bereitschaft stehender Fahrzeuge, während für ländliche Bezirke andere Maßstäbe gelten.

Der Gedanke eines *fahrbaren Operationssaales* ging von *K. H. Bauer* aus in der Absicht, den Verletzten bereits an der Unfallstelle in fachärztliche Obhut des Anästhesisten und Chirurgen zu nehmen. Nach Erfahrungsberichten der Heidelberger Chirurgischen Universitätsklinik hat sich das Clinomobil beim Einsatz auf Autobahnen und bei Katastrophenfällen gut bewährt. Ähnlich gute Erfahrungen sind mit kleineren und wendigeren Notfall-Arztwagen in Köln bei 3000 Einsätzen gemacht worden. Das Für und Wider über den Einsatz von Clinomobilen und Notfall-Arztwagen soll hier aber nicht gegeneinander abgewogen werden. Ob der Einwand, daß der Weg von der Klinik zur Unfallstelle ebenso weit sei wie umgekehrt, für alle Situationen Gültigkeit hat, mag zunächst offen bleiben. In New York hat man jedenfalls nach vorangegangenen Versuchen den Einsatz derartiger Fahrzeuge wieder aufgegeben *(Nissen)*. Auf einen Hubschrauber ist man nur selten angewiesen, wenn es gilt, den Verletzten von abgeschnittenen oder für Kraftfahrzeuge unzugänglichen Unfallstellen abzutransportieren. Ein reibungsloser Ablauf setzt gute Witterungs- und Sichtverhältnisse voraus. Einsätze bei Nacht und Nebel sind erfahrungsgemäß immer mit größeren Schwierigkeiten verbunden.

Für den weiterbehandelnden Arzt ist es äußerst wichtig, Einzelheiten über die vorläufige Diagnose und angewandte Erste Hilfe zu erfahren, um sich ein Bild über Art und Schwere der Verletzungsfolgen zu verschaffen. *Man versäume es daher nicht, dem Verletzten einen Begleitzettel anzuheften,* auf dem wesentliche Punkte hierüber stichwortartig vermerkt sind.

ERSTICKUNG, URSACHE UND VERHÜTUNG

In der Praxis der Wiederbelebung kommt den Hilfeleistungen bei *respiratorischer Insuffizienz und Atemstillstand die weitaus größte Bedeutung* zu. Hinsichtlich der Dringlichkeit gelten sie als *vorrangig* und bilden stets den *primären Angriffspunkt.* Vom Arzt darf man erwarten, daß er die Ursache des jeweiligen Störmechanismus oft auf Anhieb ohne zeitraubende diagnostische Klärung erkennen, beurteilen und somit schneller und wirksamer helfen kann als jeder noch so gut ausgebildete Laienhelfer, vorausgesetzt, daß er dazu notwendige Handgriffe beherrscht.

Asphyxiegefahr und Erstickungstod

Atemstörungen spielen sich in den Luftwegen, am Brustkorb und in den Lungen sowie deren zentral-nervösen Regulationszentren ab. Zahlenmäßig überwiegen *periphere Ursachen* — Verlegung der Atemwege durch Erbrochenes, Blut und Schleim und durch den zurücksinkenden Zungengrund — bei weitem, wenn man von den ausgesprochen schweren, oft letal endenden Schädel-Hirn-Verletzungen absieht. In der Regel wird die periphere respiratorische Insuffizienz erst sekundär durch hypoxydotische Lähmung des Atemzentrums überlagert und verschlimmert und führt, falls sie unerkannt bleibt oder nicht beseitigt wird, binnen kurzer Frist zum Tod durch Ersticken. Der betroffene Mensch sieht die tödliche Gefahr auf sich zukommen und ringt unter extremer Forcierung der Inspirationsbewegungen nach Luft. Bleiben diese erfolglos, so steigt zunächst der arterielle Blutdruck im kleinen und großen Kreislauf infolge Hypoxie an und fällt kurze Zeit später plötzlich auf nicht meßbare Werte ab. Der inzwischen hypoxämische Herzmuskel versagt, Irregularitäten des Pulses durch Überleitungsstörungen gesellen sich hinzu, bis die Herzfunktion endgültig erlischt.

Will man sich Vorstellungen über die Häufigkeit traumatischer Aspirationen mit tödlichem Ausgang verschaffen — mögen sie als konkurrierende oder gar alleinige Todesursachen anzuschuldigen sein — so ergibt sich schon deswegen kein wahres Bild, weil die Differenzierung vitaler und postmortaler Asphyxie mit Bluteinatmung und Hypostase manchmal schwierig ist und die teilweise strittigen Kriterien für den

Nachweis der Vitalität des Geschehens bei Auswertung der Befunde nicht immer genügend bedacht werden. Hierdurch erklären sich die unterschiedlichen Zahlenangaben des Schrifttums mit einer erheblichen Schwankungsbreite von 0,2 bis 50%. *Läuppi* hat bei 300 Obduktionen sein besonderes Augenmerk auf Zeichen der vitalen Asphyxie gerichtet und kam zu dem Ergebnis, daß etwa 15% der Todesopfer im Verkehr nicht an der erlittenen Verletzung starben, sondern bei Bewußtlosigkeit an Aspiration. Bei ca. 25% der Verkehrstoten bildete die Asphyxie eine mitwirkende Todesursache.

Pathophysiologische Vorgänge bei der Asphyxie

Während des normalen Wach- und Schlafrhythmus funktionierende Schutzmechanismen — Husten-, Würge- und Niesreflex — bewahren den gesunden Organismus auch ohne Kontrolle des Willens vor Störungen lebenswichtiger physiologischer Abläufe. Beim *Bewußtlosen* sind diese *Abwehrfunktionen erloschen,* er wird den Umweltbedingungen schutzlos ausgeliefert und ist von fremder Überwachung und Betreuung abhängig. Hinzu kommt ein *Tonusverlust der Muskulatur,* der den reflexlosen Zustand verschlimmert und damit die Aspirationsgefahr noch vergrößert. Im Zustand *tiefer Bewußtlosigkeit* mit funktionslosen Abwehrreflexen und allgemeiner Muskelerschlaffung können Speichel, Schleim, Blut und erbrochener Mageninhalt ungehindert die Luftröhre passieren und die Lungen überfluten, so daß bereits nach wenigen Minuten der Tod durch Blockierung der Atemwege und -flächen droht. Schwerwiegende organische Schäden mit Atelektase der Lungen und allen daraus erwachsenden Komplikationen wie Pneumonie und Abszeß können sich nach Aspiration fester Bestandteile einstellen, während selbst größere Flüssigkeitsmengen von der Lunge schadlos resorbiert werden.

Um die Wichtigkeit des *Zeitfaktors* bei respiratorischen Hilfeleistungen ermessen zu können, sei man sich bewußt, daß die Überlebenszeit für Gehirn, Leber und Niere vom Eintritt der Ischämie bis zum Erlöschen der Organfunktion nach Untersuchungen von *Schneider* nur wenige Sekunden beträgt. Die Hypoxieempfindlichkeit der einzelnen Gewebe bzw. Organe ist unterschiedlich und hängt von den spezifischen Zellstrukturen und deren Stoffwechselaktivität ab und ist an der Ganglienzelle des Zentralnervensystems am größten. Hypoxieschäden des

Hirnes sind unausbleiblich, sobald die Unterbrechung des Blutstromes zum Kopf länger als drei Minuten währt. Neben der Ischämie kommt dem Zeitpunkt der Asphyxie entscheidende Bedeutung für die Wiederbelebungszeit zu. Gleichzeitiges Sistieren von Atmung und Kreislauf verkürzt nach tierexperimentellen Untersuchungen von *Hirsch* und Mitarbeitern die Wiederbelebungszeit. Wird die Sauerstoffversorgung lebenswichtiger Organe durch einen Notkreislauf aufrechterhalten, dann ist die Frist bis zur Ausbildung irreversibler Zellschäden entsprechend größer. Das trifft für Ertrinkende in Eiswasser unter gleichzeitiger rascher Abkühlung des Organismus zu.

Daß Unterkühlte relativ gute Aussichten haben, auch eine schwere Asphyxie zu überleben, beweisen die beiden in Drontheim und Hamburg geretteten Kinder, die sich bester Gesundheit erfreuen. Obwohl die speziellen pathophysiologischen Abläufe noch nicht geklärt sind, wird angenommen, daß Hypothermie und länger überdauernder Minimalkreislauf die Wiederbelebungszeit verlängert haben. Unter dem Einfluß der allgemeinen Temperatursenkung waren — so stellt man es sich vor — die Stoffwechselvorgänge bis auf eine »Vita minima« reduziert, Sauerstoffbedarf und Kohlensäureproduktion in entsprechendem Maße gesenkt. Biologisch ist die längere Wiederbelebungszeit nur durch eine ausgesprochen große Regenerationsfähigkeit erklärbar, die vermutlich von weniger empfindlichen Restzellen ihren Ausgang genommen hat. Sicher verdanken die Kinder ihr Leben einmal den beherzten Rettern, zum anderen den äußeren, glücklichen Umständen und nicht zuletzt der jugendlichen Regenerationskraft ihres Gewebes.

Symptome der Ateminsuffizienz

Dyspnoe, Zyanose und Stridor sind die wichtigsten klinischen Symptome der reinen Ateminsuffizienz durch Verlegung der oberen Luftwege. Subjektiv äußert sich die Dyspnoe in dem Gefühl der Atemnot, in Lufthunger oder Beklemmung. Dem Untersucher zeigt sie sich als Rhythmusstörung in Form von Frequenzsteigerungen, Unregelmäßigkeiten und mehr oberflächlichen oder vertieften Atemzügen mit maximal arbeitenden Einatmungsmuskeln einschließlich der auxiliären Atemmuskulatur. Durch ein traumatisches Geschehen in den Luftwegen oder der Lunge entstandene Zyanose beruht auf übermäßiger Blaufärbung des in den Kapillaren zirkulierenden Blutes der Haut und Schleimhäute.

Weil der Blick anfangs zum Gesicht des Verletzten gewandt ist, fallen die bläulich-verfärbten Lippen immer zuerst auf. Ganz allgemein läßt sich sagen, daß *jede, vom Normalen abweichende Rhythmusstörung der Atmung*, Steigerung oder Minderung der Frequenz und ebenso *Unregelmäßigkeiten des Atemtyps sichtbarer Ausdruck einer unzureichenden Oxygenierung sind*, die beim Atemstillstand völlig unterbrochen ist. *Sofort auftretende apnoische Zustände* sind *meist vorübergehender Natur*, so daß man daraus allein keine ungünstigen prognostischen Schlüsse ziehen darf, die den Arzt zur Untätigkeit verleiten. Der Symptomenkomplex der Atemstörung schließt auch *atmungsabhängige Mißtöne* ein, dem Arzt als Schnarchen, Röcheln, Trachealrasseln oder Stridor geläufig. Die engen Wechselbeziehungen zwischen Atmung und Kreislauf im Sinne eines Circulus vitiosus machen es verständlich, daß das Versagen der einen Funktion zwangsläufig den baldigen Zusammenbruch der anderen zur Folge hat. Somit gehören Merkmale einer gefährdeten Kreislauffunktion mit kaltem Schweiß, frequentem und fadenförmigem Puls zum klinischen Bild einer ausgeprägten Ateminsuffizienz. Während das Erkennen einer schweren Ateminsuffizienz kaum Schwierigkeiten bereitet, werden deren *Vorboten mit leichter Lippenzyanose und Dyspnoe leider oft übersehen* oder hinsichtlich *ihrer Tragweite nicht richtig eingeschätzt*. Ihnen muß jedoch unsere ganz besondere Aufmerksamkeit gelten, um die Zeichen einer *latenten Hypoxämie rechtzeitig zu erfassen* und die eben in Entwicklung begriffene Atembehinderung möglichst schnell abzuwenden.

Rückenlage des Bewußtlosen und Gefälle der Luftröhre

Die verhängnisvollen Auswirkungen der Areflexie und des Tonusverlustes der Muskulatur zeigen sich besonders in Rückenlage des Bewußtlosen. Infolge völliger Muskelerschlaffung verliert der Unterkiefer jeden Halt, fällt nach hinten und mit ihm die daran hängende Zungenwurzel, die sich über den Schlund legt und den Eingang zur Luftröhre partiell oder gar vollständig verschließt (Abb. 10 rechts). Die Bedeutung des Zungengrundes als verstopfend wirkendes Hindernis kann nach spirometrischen Untersuchungen bei Versuchspersonen nicht ernst genug ge-

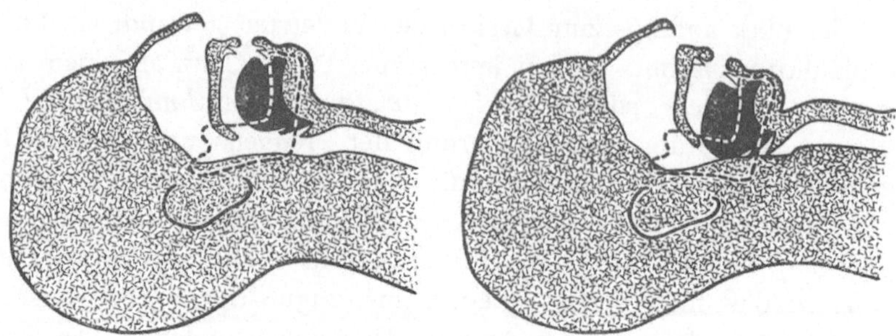

Abb. 10   links: Freie Luftpassage des Bewußtseinsklaren in Rückenlage;
rechts: Zurückfallender Zungengrund als Atemhindernis bei Bewußtlosigkeit

nommen werden und ist um so höher zu werten, je tiefer die Bewußtlosigkeit ist. Zwangsläufig aspiriert der auf dem Rücken liegende Bewußtlose Schleim, Blut und Erbrochenes, weil die physiologischen, den
Flüssigkeitsstrom in richtige Bahnen lenkenden Reflexe nicht funktionieren, so daß Flüssigkeit und korpuskuläre Elemente ungehindert ihren
Weg bis in die feinsten Aufzweigungen des Bronchialbaumes nehmen
und den Gasaustausch unterbinden. Begünstigend wirkt dabei das etwa
20 bis 25 Grad ausmachende Gefälle der Luftröhre in Rückenlage
(Abb. 11).

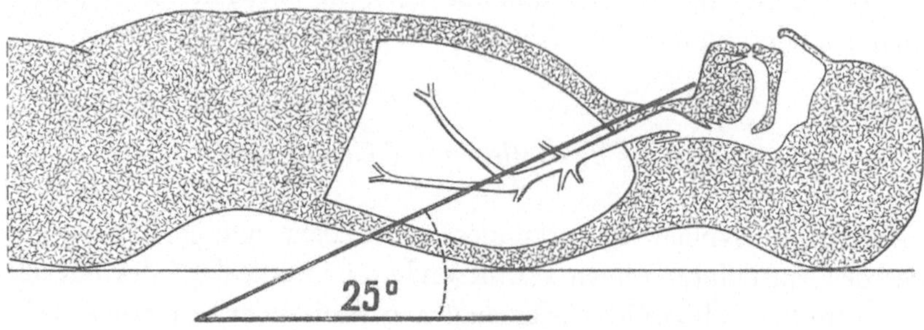

Abb. 11   Gefälle der Luftröhre in Rückenlage

Erstickungsprophylaxe

Aus dem zahlenmäßig hohen Anteil von Schädel-Hirn-Verletzungen beim Straßenunfall — dieser liegt bei 40—50 % und ist, allgemeinen Erfahrungen entsprechend, ständig im Steigen begriffen — leiten sich praktisch wichtige Folgerungen für die Erstickungsprophylaxe ab.

Reagiert der Verletzte nicht auf Anruf oder Reize, dann fordert schon die Bewußtlosigkeit allein, vorsorglich alles zu tun, um die Atemwege frei zu machen bzw. offenzuhalten. *Selbst bei harmlos erscheinender Bewußtseinstrübung müssen unverzüglich alle eine freie Atmung sichernden Maßnahmen eingeleitet werden.* Vorbeugung in dieser Hinsicht erweist sich auch sonst von Nutzen, wenn der Verletzte später ins Stadium der Bewußtlosigkeit gerät oder ein Schock hinzukommt, der den Helfer zusätzlich beansprucht.

Mechanische Reinigung von Mund- und Rachenraum

Wenn dem Laienhelfer beigebracht wird, daß die eigentliche Aufgabe der Erstickungsprophylaxe generell mit digitaler Austastung der Mundhöhle und des Rachens beginnen soll, dann gilt das nicht für den Arzt, der die jeweiligen Störfaktoren besser beurteilen kann. Bisweilen ist mit richtiger Kieferhaltung und Kopflagerung schon alles Notwendige für eine freie Luftpassage getan, während die spezielle Situation im anderen Fall, beispielsweise *bei schwerer Zertrümmerung des Gesichtsschädels, eine sofortige Kontrolle des Mund- und Rachenraumes mit dem Finger als erste Maßnahme erfordert.* Beim Atemstillstand darf die Säuberung der Mundhöhle nicht auf Kosten der Zeit erfolgen, es ist also Eile geboten, damit die notwendige künstliche Beatmung nicht unnötig verzögert wird. Mit anderen Worten heißt das: *die Reihenfolge aller der Erstickungsprophylaxe und Wiederbelebung dienenden Maßnahmen läßt sich weder schematisieren noch in starre Regeln fassen, sondern muß variiert und auf die Besonderheit der jeweils angetroffenen Situation abgestimmt werden. Es geht, das sei besonders hervorgehoben, die notwendige künstliche Beatmung immer voran!* Erst sekundär schreitet man zur Revision der Mundhöhle und des Rachens, wenn **27** in diesen Bereichen der Verdacht einer mechanischen Behinderung des Luftstromes durch Fremdmaterial aufkommt. Feste Speisebrocken, abgebrochene Zähne und intakte oder zerbrochene Prothesen sind rasch zu entfernen, zähflüssiger Schleim, Blut oder Mageninhalt mit Stieltupfern herauszuwischen. Hierzu benutzt man an der Kornzange armierte Gazetupfer, die zur Ausrüstung von Unfallkoffern und für den Einsatz am Unfallort gedachter Bestecke gehören. Falls keine Instrumente verfügbar sind, behilft man sich mit einem Taschentuch, Mullplatten oder Binden, die um den Finger gewickelt werden. Schutz vor Bißverletzung gewährt tiefes Eindrücken der Wangen von außen zwischen die Zahnreihen mit den Fingern der anderen Hand. Ein Gummikeil oder mit Binden umwickelter Holzspatel erfüllen denselben Zweck und erleichtern gleichzeitig das Austasten und Ausräumen der Mundhöhle.

Kieferklemme

Versperrt eine Kieferklemme den Zugang in die Mundhöhle, dann wird der von Esmarch-Heidberg'sche Handgriff angewandt und bei Atemstillstand sofort Beatmung Mund-zu-Nase eingeleitet. Die Mundöffnung muß erzwungen werden, wenn sich der Thorax trotz verstärktem Blähungsdruck nicht ausdehnt, weil der Luftweg in Mund oder Rachen verlegt ist. Gewaltsame Lösung einer Kieferklemme ist nur bei *verstopftem nasalen Atemweg* unumgänglich. Völlig überflüssig und zugleich falsch wäre es, etwa generell auf eine Überwindung jeder Kieferklemme zu bestehen. Reichen die manuellen Kräfte hierzu nicht aus, nimmt man entweder einen Holzspatel oder Kiefersperrer nach *Heister* zur Hilfe. Zwischen den Backenzähnen ansetzend, wird die Breitseite des flach eingeschobenen Spatels aufgerichtet bzw. die Flügelschraube des *Heister* gedreht, um die Branchen zu spreizen. Schonender ist zweifellos die Benutzung eines Gummikeiles, der jedoch nur bei leicht überwindbar muskulärem Widerstand zum Ziele führt. Bessere Übersicht für die mechanische Säuberung von Mundhöhle und Rachen verschafft ein aus zwei quergeriffelten Hohlschienen und einer perforierten Führungsplatte bestehender Halter. Er wird zwischen beide Zahnreihen eingelegt, gespreizt und verhindert so den reflektorischen Kieferschluß.

Um alle Zweifel zu beseitigen, sei noch einmal mit Nachdruck darauf hingewiesen, daß *mechanische Säuberung oberer Luftwege und Lösen einer Kieferklemme nur zur Durchführung gelangen, falls zwingende Gründe dafür bestehen.*

v. Esmarch-Heidberg'scher Handgriff — Einführen eines Tubus

Weit wichtiger ist, daß man sich um richtige *Kopf- und Kieferhaltung* kümmert. Durch starke Reklination des Kopfes wird der Zungengrund von der Rachenhinterwand abgedrängt und der Eingang in die Luftröhre frei gehalten. Die Überstreckung erfolgt im Atlanto-Okzipital-Gelenk der Halswirbelsäule. Das Halten des Unterkiefers durch kräftiges Ziehen nach vorn übernehmen die Finger der linken Hand des Helfers. Sie umfassen den Kieferwinkel, der leicht abgespreizte Daumen kommt dabei auf die Wange in Höhe des Mundwinkels zu liegen (*v. Esmarch-Heidberg'scher Handgriff siehe Abb. 12*). Atmet der Bewußtlose spontan, dann kann sich der Arzt die Arbeit durch Einlegen eines Tubus erleichtern, der die Haltefunktion übernimmt (Abb. 13 c). Nunmehr sind beide Hände für andere Aufgaben frei. Der *Einsatz derartiger apparativer Luftbrücken* ist jedoch *nur in reflexlosem Zustand erlaubt.* Bei auslösbaren Reflexen oder Wiederkehr des Bewußtseins reizen sie nämlich zum Würgen und Erbrechen und erhöhen damit die Aspirationsgefahr. Das Einführen des *Guedel*-Tubus — er wird in drei verschieden großen Modellen geliefert — muß schonend vor sich gehen und ist selbst für den Un-

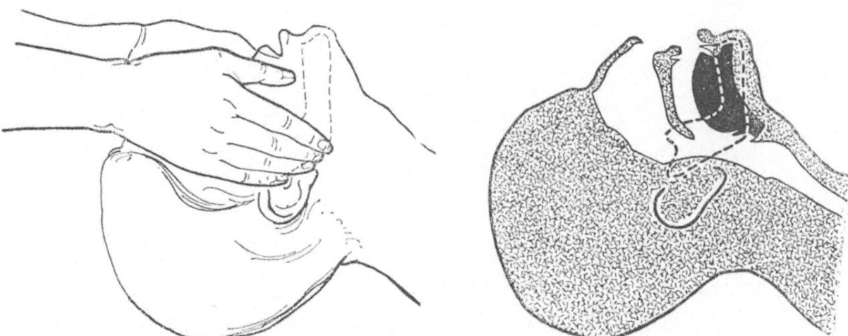

Abb. 12   Esmarch-Heidberg'scher Handgriff schafft freien Luftweg   **29**

geübten leicht erlernbar. Man erfaßt das äußere, mit einer Metalleinlage als Beißschutz versehene Ende, führt ihn mit kaudalwärts gerichteter Konvexität vorsichtig ein und vollführt dabei eine Drehung um 180 Grad (Abb. 13 a–c). Die Benutzung derartiger, eine Freihaltung der Luft-

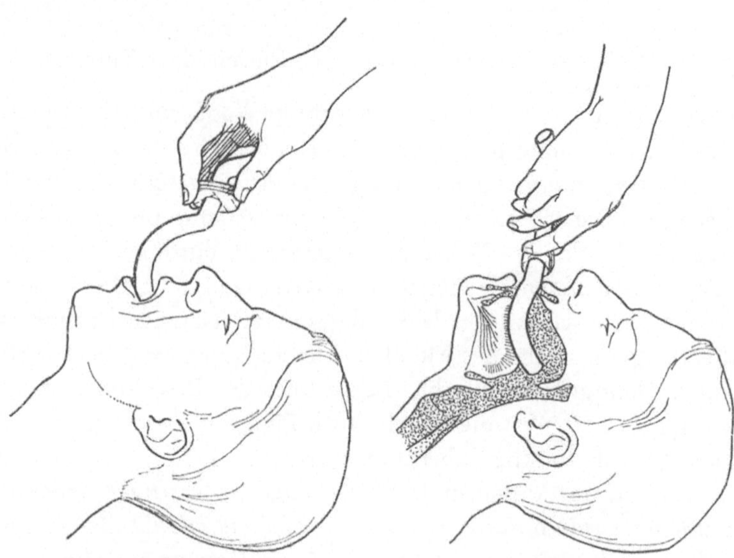

Abb. 13 a   Einführen des
Zwillings-Tubus

Abb. 13 b   Erste Phase, Konvexität
nach unten

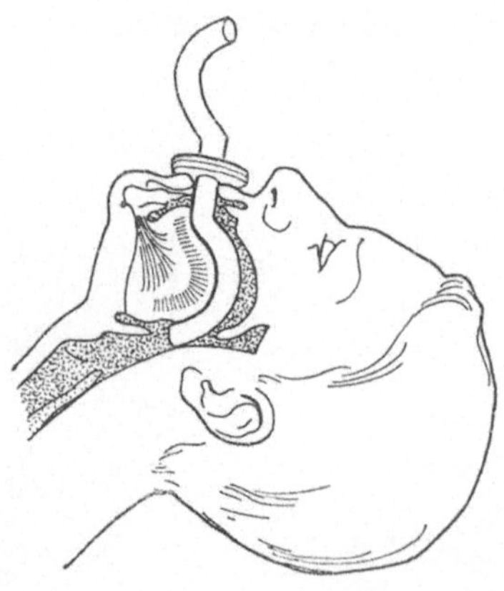

      Abb. 13 c   Zweite Phase, Tubus im Mund um 180 Grad gedreht

wege sichernder *Hilfsmittel steht allein dem Arzt zu.* Nach Schaffung
einer solchen Mund-Rachen-Luftbrücke ist freie Durchgängigkeit der
Luft gewährleistet, mit künstlicher Beatmung kann dann jederzeit, falls
die Spontanatmung erst später aussetzt, begonnen werden.

Verlegung tiefer Luftwege

Deutet alles auf eine *Überschwemmung der tiefen Luftwege hin — ihr
wahres Ausmaß läßt sich auch nicht annähernd abschätzen — dann* soll
sich, herkömmlicher Auffassung entsprechend, an die digitale Kontrolle
und erste mechanische Reinigung der oberen Abschnitte des Atemtraktes
eine Entflutung der tiefen Luftwege anschließen. Theoretisch erhofft man
sich davon, daß — bei hängendem Kopf und nach vorn fallendem Brustkorb — die in Luftröhre und Lungen abgesackte Flüssigkeit, den Gesetzen
der Schwere entsprechend, nach außen abfließen werde. Die Praxis lehrt
uns jedoch, daß der gewünschte Effekt in der Regel ausbleibt und sich
somit die Frage nach dem Wert solchen Tuns aufdrängt. *Ruben* und
Hossli haben entsprechende tierexperimentelle Studien unternommen
und kamen zu dem Ergebnis, daß eine Drainagewirkung durch spezielle
Lagerung, Ausschütteln oder Ausklopfen überhaupt nicht realisierbar ist.
Selbst wenn eine Übertragung dieser Untersuchungsbefunde auf den
Menschen nur unter gewissen Vorbehalten möglich ist, so decken sie sich
doch völlig mit den bei Ausübung der Ersten Hilfe gemachten Beobachtungen. *Wegen des in hohem Grade fragwürdigen Effektes sollten
derartige Versuche besser unterbleiben,* zumal damit kostbare Zeit bis
zum Beginn der Beatmung verlorengeht.
*In der Klinik sind die Ausgangsbedingungen für das Absaugen von
Flüssigkeit aus tiefen Atemwegen weit günstiger.* Unter Kontrolle des
Auges kann der Anästhesist den Katheter in die Trachea einführen und
hat sogkräftige Apparate verfügbar. Gemessen an der kleinen Zahl aus-
gebildeter Anästhesisten ist nur selten einmal damit zu rechnen, daß ein
Narkosefacharzt bereits am Unfallort Erste Hilfe leisten wird. Weit häufiger fällt diese Aufgabe Ärzten zu, die der Intubationstechnik unkundig
sind und sich auf blindes Absaugen beschränken müssen. Daran geknüpfte Erwartungen werden allgemein überschätzt. Bleibt es doch ganz
dem Zufall überlassen, ob das freie Ende des Katheters den richtigen

Weg in die Trachea findet. In der Regel gelangt es nur bis zum Kehldeckel, so daß lediglich der Rachenraum von Schleim u. a. befreit wird. Feste Speisebrocken lassen sich auf diese Weise überhaupt nicht entfernen, es sei denn, daß sie zufällig angesogen werden und an der Öffnung des Katheters bis zur Extraktion haften bleiben. Eine gezielte Befreiung der tiefen Luftwege von festen Bestandteilen gelingt nur unter Sichtkontrolle mit Hilfe des Bronchoskops. Auf die spezielle Technik des blinden Einführens eines weitlumigen Katheters durch die Nase in die Trachea braucht hier nicht eingegangen zu werden, sie erfordert beim Bewußtlosen große Übung und gelingt nur dem erfahrenen Anästhesisten.

Es gibt keine klinischen Hinweise, um sich ein Bild über die tatsächliche, in den Bronchialbaum abgesackte Flüssigkeitsmenge oder die festen Bestandteile zu verschaffen. Mag die *Koniotomie als letzte Chance* für eine vordringliche, keinen Aufschub erlaubende *Beseitigung mechanischer Hindernisse* von Trachea und Bronchien hin und wieder ihre Berechtigung haben, so bleibt das Abwägen der Indikation allein dem Arzt vorbehalten.

Künstliche Beatmung

Die klassischen manuellen Beatmungsmethoden nach *Holger–Nielsen, Sylvester* u. a. sind heute durch weit wirksamere, als *Atemspende* bezeichnete Verfahren verdrängt worden. Untersuchungen von *Ulmer, Killian, Safar* haben deren Überlegenheit experimentell hinreichend untermauert, und die sonstigen Vorteile sind an Hand zahlloser praktischer Beobachtungen inzwischen bestätigt worden.

Wurde die Wirksamkeit manueller Verfahren schon von jeher angezweifelt, so haben Analysen der Blutgase gezeigt, daß der Sauerstoffgehalt des arteriellen Blutes am narkotisierten, relaxierten, aber nicht intubierten Menschen trotz manueller Beatmung absank und die Kohlensäurespannung der Lungen weiter anstieg. Dagegen ließ sich durch *Einblasen von Luft in Mund und Nase bei Versuchspersonen eine genügende Ventilation mit Konzentrationen von Sauerstoff und Kohlensäure im arteriellen Blut erzielen*, die normalen Verhältnissen weitgehend nahekommen. *Ihre absolute Überlegenheit aber beruht auf röntgenologisch*

32   *objektivierbaren Mitbewegungen des Zwerchfelles im Zuge der Lungen-*

füllung, die einen Ventilationseffekt garantieren und mit früher üblichen manuellen Methoden nicht erzielbar sind. Ja, es kommt dabei eher zu schädlichen paradoxen Zwerchfellbewegungen (*Killian*). *Die gasanalytischen Untersuchungsbefunde lassen keinen Zweifel darüber, daß eine ausreichende Oxygenierung des Blutes durch die Spenderluft gewährleistet ist, obwohl deren Sauerstoffgehalt nur 16 Volumenprozent ausmacht und im Vergleich zur Normalluft um 4 % geringer liegt.* Darüber hinaus hat die *Mund-zu-Mund-(Nase-)Beatmung* eine Reihe praktisch wichtiger *Vorzüge,* indem sie überall, von einer Person allein ohne jegliche Hilfsmittel ausführbar ist. Der Spender überzeugt sich fortlaufend von der *Aufblähung des Brustkorbes und wird so zu ständiger Kontrolle der Atemwege gezwungen.* In Fahrzeuge eingeklemmte Verletzte können, ohne das Ende der Bergung abzuwarten, am freiliegenden Kopf sofort beatmet werden. *Selbst für ältere Kinder ist die Technik der Atemspende leicht erlern- und durchführbar.*

Die *Mund-zu-Mund-Beatmung* wird als die älteste Methode überhaupt bezeichnet. In China bereits 1500 v. Chr. bekannt, ist sie in der Genesis II, 7 im 2. Buch der Könige 4, 32—37 über die Wundertaten des Elisa beschrieben worden. Den Hebammen als Beatmungsmethode des asphyktischen Neugeborenen seit jeher geläufig, war sie beinahe vergessen worden und wurde erst von *Safar* wieder in Erinnerung gebracht. Der lange Zeit währende Meinungsstreit über die manuelle Beatmung einerseits und die Mund-zu-Mund-(Nase-)Beatmung andererseits ist eindeutig zu Gunsten der Atemspende entschieden. Zur praktischen Durchführung sind *zwei Wege* gangbar, die Beatmung *Mund-zu-Mund* und *Mund-zu-Nase.* An der aktiven Atemspende sind die Hände des Helfers nur indirekt beteiligt und sorgen durch richtige Haltung des Kopfes für freie Passage als unerläßliche Voraussetzung für einen geregelten Luftaustausch in den Lungen.

Technik Mund-zu-Mund

Seitlich neben dem Kopf kniend, drückt eine Hand die Stirn des Verletzten zurück, während die andere gleichzeitig seinen Nacken anhebt (Abb. 14), um die Halswirbelsäule zu überstrecken und damit den Zungengrund von der Rachenhinterwand abzudrängen.

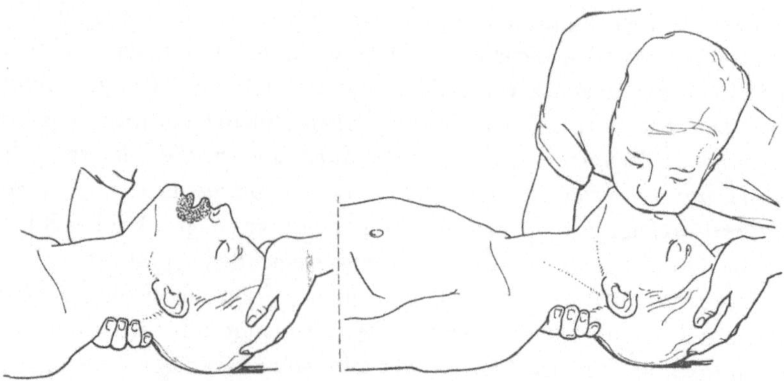

Abb. 14   links: Periorales Feld, von den Lippen des Spenders zu umschließen;
rechts: Atemspende Mund-zu-Mund

Mit kräftigen, aber *keineswegs extrem forcierten Stößen* bläst der
Spender seine Atemluft dem Verletzten in den Mund, den er mit seinen
Lippen so weit umschließt, daß keine Luft entweichen kann. *Auf sichere
Abdichtung der Nasenlöcher während des Einblasens ist zu achten,* die
einmal durch Andrücken der Wange des Spenders gegen die Nase des zu
Beatmenden und zum anderen durch Verschluß der Nase mit Daumen
und Zeigefinger gewährleistet wird. In der Regel ist der Wangen-Nasen-
Kontakt so innig, daß der nasale Luftweg sicher versperrt ist. Wer dennoch Befürchtungen hinsichtlich der Zuverlässigkeit hegt, kann letzte
Zweifel durch festes Zusammenpressen der Nasenflügel während der
Einblasphase beseitigen. Nach erfolgter Lufteinblasung gibt man Mund-
und Nasenöffnung für die passive Ausatmung des Verletzten frei. *Etwa
12—15 Atemzüge in der Minute* sind nach experimentellen Studien und
klinischen Beobachtungen *für die Oxygenierung völlig ausreichend. Vom
üblichen Rhythmus wird nur bei Einleitung der Atmung abgewichen, indem die ersten 10 Atemstöße in etwas kürzerer und schnellerer Folge
ausgeführt werden.*

Technik Mund-zu-Nase

Technisch einfacher ist die Beatmung Mund-zu-Nase. Der Kopfhaltung
dienende Griffe sind so abzuwandeln, daß eine Hand den Kiefer hält

und der Daumen abwechselnd das Öffnen und Schließen des Mundes übernimmt, damit die aspirierte Luft des Verletzten ungehindert durch Mund und Nase abströmt (Abb. 15).

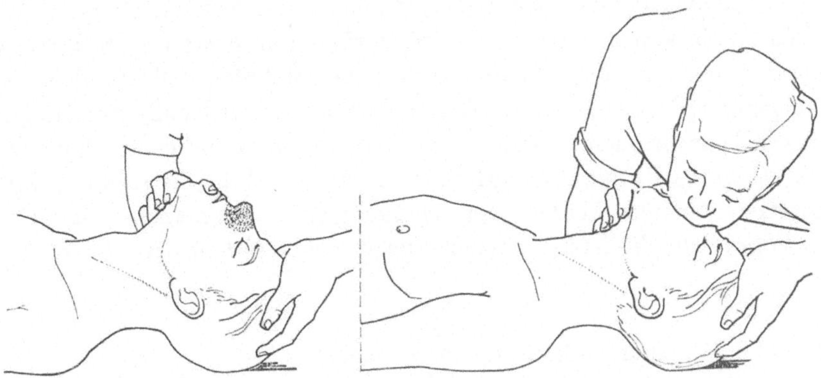

Abb. 15   links: Perinasaler Bereich für den Mund des Beatmers;
rechts: Atemspende Mund-zu-Nase

Phasen wiederkehrender Spontanatmung

Deutlich erkennbares Heben und Senken der vorderen Brustwand bei richtig dosiertem Blähungsdruck verschaffen dem Helfer Gewißheit darüber, daß die *Atemspende technisch einwandfrei abläuft.* Vom aufmerksamen Beobachter darf man erwarten, daß ihm mechanische, den Atemweg verlegende Hindernisse dabei nicht entgehen, sie machen einen größeren Insufflationsdruck erforderlich. Auch bei partieller Blockierung der Atemwege durch Schleim wird der Druck größer sein müssen.

In besonders günstig gelagerten Fällen kehrt die Spontanatmung schon nach wenigen Minuten künstlicher Beatmung wieder und beginnt mit einem als »gasping« bezeichneten Atemtypus *(Hügin).* An diesen kurzen, abgehackten Inspirationsbewegungen beteiligt sich nur das Zwerchfell. Ruckartges Öffnen des Mundes ist immer als Zeichen einer unzulänglichen Atmung zu werten. Oft werden Ansätze zur Spontanatmung wieder von Schnappatmung abgelöst. *Erst der vollzogene Übergang in normale Atemtätigkeit mit Schwinden der Zyanose, Wiederkehr rosig beschaffener Hautfarbe und Verkleinerung der Pupillen sind untrüg-*

liche Kriterien dafür, daß die Ateminsuffizienz beherrscht ist. Zu diesem Zeitpunkt und keinesfalls früher darf die künstliche Beatmung unterbrochen werden. Fortlaufende Kontrolle von Atemfrequenz und -zügen ist notwendig und auch während des Transportes beizubehalten.

Es erhebt sich *die Frage, wie lange künstliche Beatmung fortgesetzt werden soll.* Mit Rücksicht auf die speziellen und oft grundverschiedenen Ausgangsbedingungen kann die Antwort hierauf weder allgemeine Gültigkeit beanspruchen noch in Form einer festen zeitlichen Bindung für die Dauer der Reanimation erfolgen. Grundsätzlich ist die Atmung fortzusetzen, solange Zeichen von Herztätigkeit auszumachen sind. *Gewöhnlich fällt die letzte Entscheidung hierüber erst in der Klinik.*

Zwischenfälle und Nachteile der Atemspende

Bisweilen führt das Einblasen von Luft zur *Regurgitation des Mageninhalts,* ausgelöst durch eine ungewollte Magenblähung. In verstärktem Maße ist damit zu rechnen, wenn der *Beatmungsdruck die Grenze eines bestimmten Minimaldruckes übersteigt.* Übt der Spender dagegen einen richtig dosierten Blähungsdruck aus, dann sind solche unliebsamen, den Beatmungsvorgang störende Zwischenfälle weitgehend vermeidbar. Der Arzt kann derartige Weisungen, den *Blähungsdruck in bestimmten Grenzen zu halten,* naturgemäß eher beherzigen und befolgen als jeder Laienhelfer, der ganz unter dem Eindruck des Unfallgeschehens mit allen, nicht zuletzt auch psychischen Auswirkungen steht. *Ruben* hat darauf aufmerksam gemacht, daß der *Luftwiderstand beim nasalen Beatmungsweg normalerweise etwas größer ist als bei der Mundbeatmung,* und sieht darin einen unschätzbaren Vorteil, der dazu berechtigt, die *nasale Technik* als *Methode der Wahl* zu empfehlen. Der größere Luftwiderstand durch die Nase führe — so stellt es sich *Ruben* vor — zu einer Senkung des Pharynx-Druckes auf Werte, die nur selten eine Magenblähung aufkommen lassen. Dringt dennoch Luft in den Magen ein, so stellt sich die Frage nach der notwendigen Entblähung am Unfallort. Die Beurteilung einer solchen Situation ist zweifellos in mancher Hinsicht schwierig und setzt ein gewisses Maß eigener Erfahrung voraus. Erfreulicherweise sind auf sofortige Entscheidung drängende

Zwischenfälle relativ selten. Vor einer routinemäßigen Entblähung des Magens durch Druck von außen auf den Oberbauch wird wegen der damit verbundenen Aspirationsgefahr durch schwallartige Entleerung des Mageninhaltes allgemein gewarnt. Falls sie nicht zu umgehen ist, müssen entsprechende Vorsichtsmaßnahmen, nämlich Seiten- und Tieflagerung des Kopfes sowie anschließende Säuberung der Mundhöhle strikt eingehalten und befolgt werden.

Bedauerlicherweise haften der Atemspende auch große Mängel an. So werden als Gegenargumente für Aussicht auf Popularität ästhetische und hygienische Bedenken ins Feld geführt. Verständlich ist, daß der Anblick eines verschmutzten und blutbefleckten Menschen auf den einen oder anderen abstoßend wirkt, ja selbst Ekel erregt. Sich darüber hinwegzusetzen, dürfte jedoch dem Arzt leichter fallen als jedem Laienhelfer, zumal er weiß, daß die Infektionsgefahr durch den Mundkontakt äußerst gering ist. Daß Einwände und Bedenken dieser Art praktisch kaum ins Gewicht fallen, konnte H. *Seiler* anhand von 95 in der Schweiz durchgeführten Wiederbelebungsversuchen zeigen, die auch unter Berücksichtigung dieser allgemeines Interesse beanspruchenden Frage ausgewertet wurden. Hierdurch dürfte die mit äußerster Schärfe erfolgte Formulierung von *Schaudie:* »Es ist allerdings nicht jedermanns Sache, einen sterbenden Fremden zu küssen«, weitgehend, wenn auch nicht vollständig entkräftet sein. Wer auf eine Ausschaltung direkter körperlicher Berührung mit den Lippen bedacht ist, mag eine Mullplatte oder ein Taschentuch dazwischen legen, die beide beim Beatmungsakt nicht hinderlich sind. *Durch Benutzen eines Tubus zur Beatmung wird jede enge körperliche Berührung weitgehend vermieden und durch Verlängerung der apparativen Luftbrücke mit einem zweiten Zungengrundtubus gänzlich unterbunden,* so daß eben diskutierte Einwände völlig hinfällig werden. Wegen des größeren Abstandes vom Gesicht des zu Beatmenden sind die Brustkorbexkursionen für den Retter weit besser und genauer kontrollierbar. Beide Tubi werden durch Leukoplast-Streifen so miteinander verbunden, daß der eine, um 180 Grad gedreht, mit der Konvexität in entgegengesetzte Richtung weist (Abb. 16). *Stoffregen* empfiehlt die Kombination mit einem Kinder-Tubus, um das Zwillingsmundstück wahlweise auch zur Beatmung kleiner Kinder einsetzen zu können.

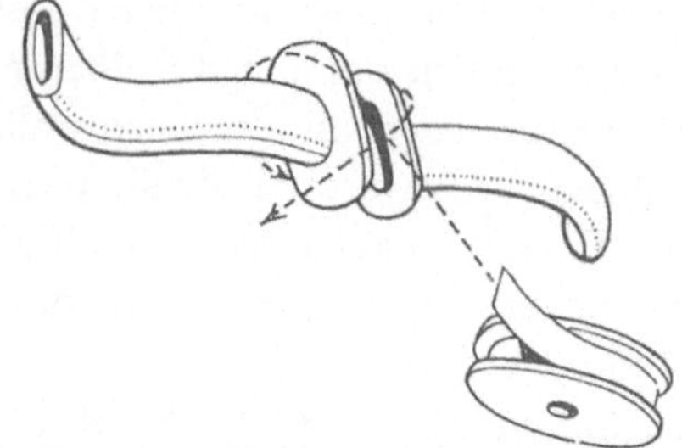

Abb. 16 Fixation von 2 Zungengrund-Tubi durch Leukoplaststreifen

Obwohl der Oro-Tubus in seiner derzeitigen Form mit Nachteilen — unbequeme Haltung des Spenders und enger Kontakt mit dem Gesicht des zu Beatmenden — behaftet ist, erleichtert er dennoch die Atemspende. Die Handhabung ist denkbar einfach und ergibt sich aus Abb. 17.

Die Intubation am Unfallort ist, darüber bestehen keine Zweifel, Methode der Wahl zur Beherrschung aller schweren Atemstörungen.

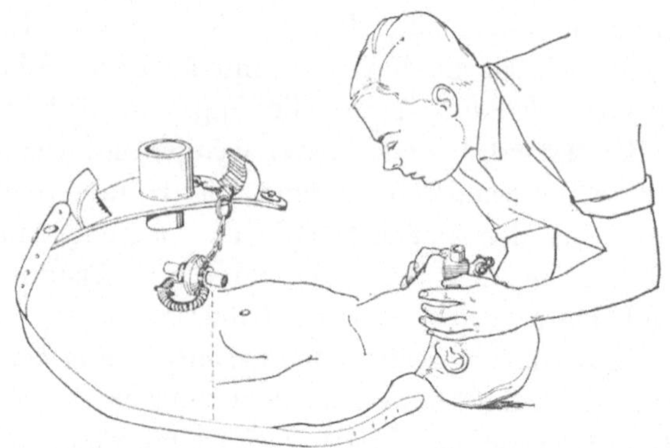

Abb. 17 Atemspende mit dem Orotubus, Nasenklemme angesetzt

Koniotomie bzw. Tracheotomie

Mit zunehmender Erkenntnis der elementaren Bedeutung freier Atemwege für einen geregelten Luftaustausch in den Lungen hat die Indikation zur Tracheotomie in der klinischen Behandlung eine erhebliche Ausweitung erfahren. Sie gehört heute zum festen Bestandteil der Therapie schwerer Schädel-Hirn-Traumen und Tetanus-Infektionen und wird bei respiratorischen Störungen anderer Genese frühzeitig und relativ weitherzig ausgeführt.

Welche Folgerungen ergeben sich hieraus für die Erste Hilfe? Soviel sei gesagt, daß über die selten einmal mit dem Taschenmesser durchgeführte *Tracheotomie* keine falschen Vorstellungen erwachsen dürfen, die über die möglichen technischen Schwierigkeiten und Gefahren des Luftröhrenschnittes hinwegtäuschen. Vom chirurgisch vorgebildeten Arzt darf man erwarten, daß er die Technik dieses, keineswegs immer harmlosen Eingriffes beherrscht und die Tracheotomie, selbst unter schwierigen Bedingungen, als unumgängliche Notlösung außerhalb der Klinik, auf der Landstraße wird durchführen können. Der Ungeübte sucht jedoch aus verständlichen Gründen nach Mitteln und Wegen, die Tracheotomie selbst dann zu vermeiden, wenn es gilt, den Wettlauf mit dem Tode aufzunehmen. *Stenosen des Kehlkopfes durch Fremdkörper und Schwellung, Brüche des Knorpelgerüstes, Stimmritzenkrampf und Glottisödem als höchst gefahrvolle und auf schnelle Abhilfe drängende Situation umfassen das Indikationsgebiet für eine Not-Tracheotomie.* Unter ungünstigen Verhältnissen, ohne das notwendige Instrumentarium und bei schlechter Sicht als Notlösung durchgeführt, ist die Tracheotomie mit Komplikationen wie Blutung, Verletzung der hinteren Trachealwand u. a. belastet und wird deswegen möglichst umgangen.

Mit der *Koniotomie* ist auf kürzestem und schnellstem Wege eine Eröffnung des Luftweges bei Verschluß oberhalb der Stimmritze durch eingeklemmte Fremdkörper oder Glottisödem erreichbar. Technisch einfacher als die Tracheotomie, erfordert sie kein präparatorisches Arbeiten und ist deswegen auch dem weniger Geübten zumutbar, der sich daher eher bereit findet, diesen *lebensrettenden Eingriff* zu wagen. Wenn dabei die *Grenzen* oben *aufgezeigter Indikationen* hin und wieder *überschritten werden* oder die Koniotomie in Zweifelsfällen zu früh durchgeführt wird, so *richtet sie in der Regel keinen Schaden an.* Gefährlich ist bei der Tracheotomie die zu hohe Eröffnung im Bereich des Ringknorpels und 1. Trachealringes wegen postoperativer, therapeutisch schwer beeinflußbarer Stenosen. Auch die Koniotomie macht davon keine Ausnahme, so daß in der Klinik grundsätzlich eine definitive Versorgung durch eine Tracheotomie typischer Lokalisation nachgeholt wird.

Koniotomie-Technik

Durch starke Beugung des Kopfes nach rückwärts drängt man die Ge-
bilde des Halses nach vorn und erleichtert sich so den Zugang. Daumen
und Zeigefinger tasten den unteren Pol des Schild- und oberen Rand
des Ringknorpels ab und spannen die leicht verschiebliche, beim Einstechen gewissen Widerstand bietende Haut an (Abb. 18). Um das seitliche Ausweichen des Kehlkopfes zu unterbinden, fixiert man ihn besser
zwischen den Fingern. Genau an die Mittellinie haltend, werden Haut,
Faszie, Bindegewebe und das wenig vaskularisierte Lig. conicum mit
einem gewöhnlichen Skalpell oder Taschenmesser in querer Richtung
durchstoßen. Infolge starker Retraktionsfähigkeit der Wundränder erweitert sich die quer zum Faserverlauf angelegte Stichinzision zu einem
ovalären Spalt, durch welchen Luft ein- und ausströmen kann. Mit Hilfe
eines Mandrins wird dann eine Kanüle entsprechender Stärke in den
Schlitz eingeführt und in üblicher Weise mit Bändern um den Hals befestigt. Beim Einstechen des Skalpells, und ganz besonders bei Benutzung eines zweischneidigen Messers, ist Vorsicht geboten, damit Ver-

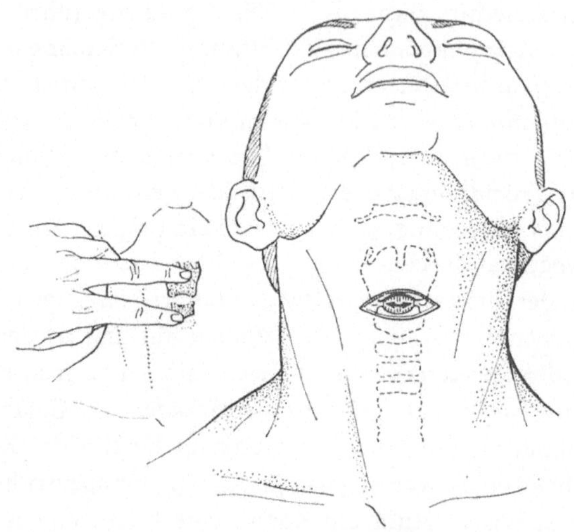

Abb. 18   Schnittführung zur Koniotomie (Schildknorpel-Prominenz und Ringknorpel
dienen als Orientierungspunkte)

letzungen der hinteren Trachealwand oder Perforationen des Oesophagus vermieden werden. Kehrt die Atmung nach der Koniotomie nicht wieder, dann bedarf die Lage der Kanüle genauer Kontrolle, da sie bei intakter Schleimhaut leicht unter diese geraten kann. Eine Schleimhautinzision muß dann nachgeholt werden. Mit künstlicher Beatmung ist bei fortgeschrittener zentraler Asphyxie unverzüglich zu beginnen. Hierzu benötigt man einen durch die Kanüle einzuführenden Katheter, kann sich aber notfalls auch ohne einen solchen behelfen. *Während des Lufteinblasens sind Mund- und Nasenöffnungen mit der Hand sicher abzudichten.*

Es gilt als selbstverständlich, daß *der Luftröhrenschnitt unterhalb des zu umgehenden Atemhindernisses angelegt wird.* Verkleinerung des alveolären Totraumes, Erleichterung der Bronchialtoilette durch Absaugung und Verhinderung der Aspiration bilden die hauptsächlichsten Vorteile der Koniotomie, mit deren Hilfe die alveoläre Ventilation wieder in Gang gebracht oder verbessert werden kann.

Günstige, in Amerika gesammelte Erfahrungen rechtfertigen die Empfehlung dieses kleinen, risikolosen Eingriffes für die Erste Hilfe. Als sogenannte Schnell-Tracheotomie wird die Technik selbst Schwestern und Pflegern beigebracht, die sie mit einem hierfür geschaffenen Dolch-Dilatator *(Sierra-Shelden)* notfalls ausführen können.

ÄUSSERE HERZMASSAGE

Mit der äußeren Herzmassage hat die Wiederbelebung eine entscheidende Bereicherung erfahren, die sich inzwischen für viele Verletzte segensreich ausgewirkt hat. *Böhm* wandte sie erstmalig 1874 bei Chloroformvergiftungen an, *König* führte sie 1892 in Göttingen mit Erfolg durch. Jahrzehnte geriet sie in Vergessenheit und lebte erst 1960 durch *Kouwenhoven, Jude* und *Knickerbocker* wieder auf.

Jede größere Klinik kann heute Erfolge sowohl nach innerer als auch extrathorakaler Herzmassage aufweisen. Die Wirksamkeit beider Methoden ist deswegen nur schwer, bzw. überhaupt nicht vergleichbar, weil die äußere Herzmassage häufig schon bei fehlender peripherer Pulsaktion zur Durchführung gelangt, ohne den sicheren, für eine statistische Auswertung notwendigen Nachweis des klinischen Herzstillstandes erbracht zu haben.

Hämodynamische Wirkung

Tierexperimentelle und klinische Untersuchungen lehren uns, daß mit der äußeren Herzmassage annähernd dieselbe Pumpwirkung erzielbar ist wie bei manuellem Auspressen des Herzens am offenen Thorax. Durch

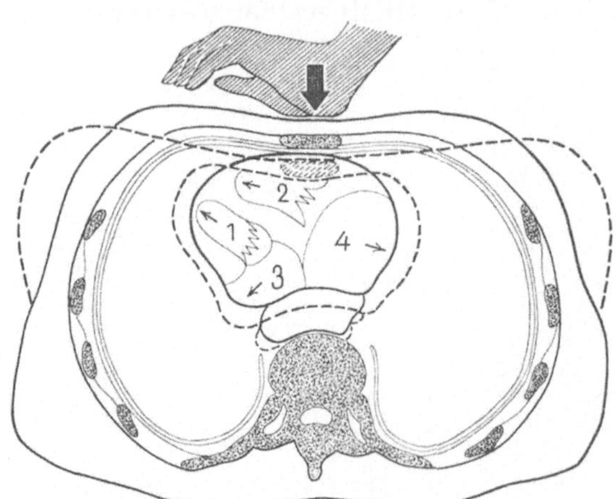

Abb. 19   Wirkung der äußeren Herzmassage auf

1 li. Herzkammer   3 re. Vorhof

2 re. Herzkammer   4 li. Vorhof

Druck auf das Brustbein wird das Blutvolumen aus den Kammern in den Kreislauf getrieben (Abb. 19). Sobald die Druckkräfte nachlassen und der Brustkorb in seine Ausgangsposition zurückkehrt, füllen sich die Kammern erneut mit nachströmendem Blut. Vermutlich beeinflussen die flächenhaft einwirkenden Kräfte auch den Füllungszustand der großen, dem Herzen benachbarten intrathorakalen Gefäße derart, daß zusätzlich eine nicht abschätzbare Blutmenge in Umlauf kommt. Gleichzeitig fördern bei Ausdehnung des Brustkorbes auftretende intrathorakale und intrapleurale Druckverminderungen den Rückstrom des Blutes zum Herzen. Es lassen sich somit eine Reihe wichtiger Faktoren dafür ins Feld führen, daß der geschlossene Brustkorb für Antrieb und Aufrechterhaltung eines Mindestkreislaufes günstigere Voraussetzungen bietet als der offene Thorax.

Gall und *Leutschaft* haben vergleichende Messungen bei intra- und transthorakaler Herzmassage an Tieren angestellt und kamen zu dem Ergebnis, daß es mit dem äußeren Verfahren gelingt, einen effektiven Notkreislauf mit durchschnittlichem Kreislaufzeitvolumen um 45 % und arteriellem Mitteldruck um 60 % des Ausgangswertes zu erzeugen. Nach Beobachtungen von *Weale* und *Rothweil-Hackson*, die am Hund gewonnen wurden, lagen die arteriellen Druckwerte bei äußerer Herzmassage deutlich niedriger als bei manueller Massage am offenen Thorax. Es weichen also die tierexperimentellen Befunde voneinander ab, die ohnehin nur unter gewissem Vorbehalt auf den Menschen übertragbar sind. Von *Frey* durchgeführte blutige Messungen am Menschen bei externer Herzmassage ergaben höhere arterielle Druckwerte als bei transthorakalem Vorgehen. Wirkung und Erfolg der äußeren Herzmassage haben in der Fachliteratur und Laienpresse eine allzu optimistische Beurteilung erfahren, für die der wissenschaftlich fundierte Beweis noch aussteht, wenn man an die empirischen, allein auf den klinischen Befund und Verlauf gegründeten Erfolgsberichte denkt. Von *Mac Kenzie* und Mitarbeitern vorgebrachte Einwände dürfen deswegen nicht übergangen werden. Nach ihrer Meinung sind die Druckpulse bei äußerer Herzmassage nur zum geringsten Teil als das Ergebnis nachgeahmter Herzaktionen zu werten. Den Vorstellungen der Autoren entsprechend, beruhen sie vielmehr auf direkter Übertragung der Druckkräfte auf die Aorta. Einleuchtend ist, daß durch intrathorakale Druckerhöhung Blut retrograd in die großen Venen außerhalb des Thorax und vom linken Vorhof in die dünnwandigen Vv. pulmonales getrieben wird. Venöse, zur Peripherie gelangende Druckpulse, so wird gefolgert, bewirken einen Ausgleich des normalen arterio-venösen Druckgradienten im Kapillarbereich oder kehren ihn gar um und beeinträchtigen somit den Gasaustausch. Der Blutfluß in den Koronarien sei bei hohen systolischen Druckwerten äußerst gering. Diese kritische Beurteilung gründet sich auf Arteriendruck-, Vorhofdruck- und Schlagvolumen-Werte, die während spontaner Herzaktionen und äußeren Herzmassage ermittelt wurden. *Mac Kenzie* und Mitarbeiter räumen deswegen der inneren Herzmassage, wenn die technischen Voraussetzungen dafür gegeben sind, einen bevorzugten Platz unter den Wiederbelebungsmethoden ein.

Die externe Herzmassage mit Anwendung kräftiger manueller Stöße im Sternalbereich hat zweifellos den großen Vorteil, daß sie *technisch einfach*, jederzeit *ohne besondere Hilfsmittel* auf der Straße und am Arbeitsplatz *durchführbar ist*. Schnelles Erkennen der fehlenden Herzaktion und ebenso schnelles Handeln sind notwendig, um die kurze Zeitspanne zwischen dem hypoxämischen und anoxämischen Stadium nicht ungenutzt verstreichen zu lassen.

Symptome des Herzstillstandes

Die Diagnose des Herzstillstandes gründet sich auf wenige alarmierende und verläßliche Symptome, nämlich auf den *nicht fühlbaren Karotis- und Femoralispuls, weite, lichtstarre Pupillen und blaß-zyanotische Hautverfärbung* (Abb. 20). Hierdurch wird angezeigt, daß die Herztätigkeit weitgehend oder gar vollständig erloschen ist. Der Kreislaufstillstand führt zur Anoxie und Sekunden später zur Bewußtlosigkeit, gefolgt von Atemstillstand mit irreversiblem Hirnschaden. Als klinische Vorboten gelten aus der Gesamtschau zu beurteilende Symptome wie Zyanose, Tachycardie, Pulsirregularitäten, Hypotonie und Rhythmusstörungen der Atmung. Zirkulatorischer oder respiratorischer Sauerstoffmangel ist letzten Endes die Ursache des Herzstillstandes.

Auskultation des Herzens und Blutdruckmessungen zur Bestätigung des klinischen (nicht biologischen) Todes verbieten sich in Anbetracht

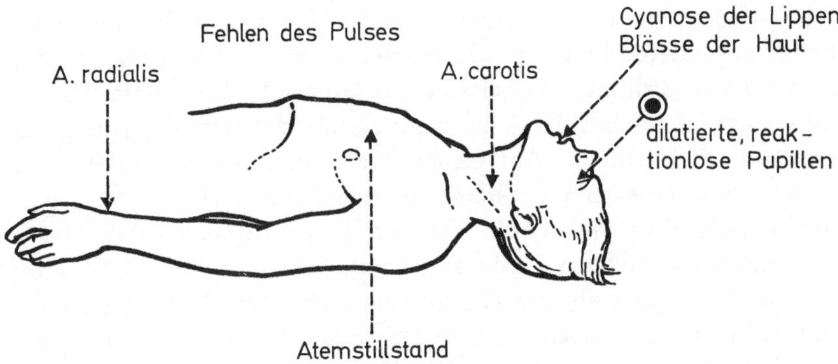

Abb. 20   Symptome des Herzstillstandes

der alles beherrschenden Zeitnot, die für Diagnose und Erste Hilfe nur einen kurzen, wenige Minuten betragenden Spielraum läßt.

Unfälle mit großem Blutverlust und Schock, mit stumpfem Thoraxtrauma und Commotio cordis, Herzstillstand durch Stromeinwirkung und bei in Süßwasser Ertrinkenden oder plötzlicher Tod aus voller Gesundheit erlauben meist eine Anhiebsdiagnose.

Der an die Unfallstelle gerufene Arzt denke immer daran, daß *weder die genaue Ergründung der Ätiologie des Herzstillstandes, noch das Fahnden nach klinischen, die Diagnose sichernden Merkmalen weiterhilft, sondern nur unnötigen Zeitverlust bedeutet.* Sind doch *totaler Herzstillstand* (Asystolie) und *Kammerflimmern* ohnehin klinisch *nicht unterscheidbar.* Dabei anwendbare *Erste-Hilfe-Maßnahmen sind am Unfallort nach gleichen Grundsätzen ausgerichtet,* während in der Klinik beim Herzflimmern die Einsatzmöglichkeit eines Defibrillators hinzukommt (Abb. 47). Elektrische Defibrillation wird heute bei allen Herzstillständen angewandt, die durch äußere manuelle und medikamentöse Wiederbelebungsversuche unbeeinflußt bleiben. Voraussetzung für eine erfolgreiche Unterbrechung des Kammerflimmerns ist Aufrechterhaltung eines Minimalkreislaufs über 4 Minuten.

Extrakorporale Massage-Technik

Der Verletzte wird auf eine *feste, unnachgiebige Unterlage gebettet,* um jede Ausweichmöglichkeit des Brustkorbes zu unterbinden. Der Helfer kniet seitlich vom Verunglückten, setzt die übereinander gelegten Handballen am unteren Ende des Brustbeines an und übt kräftige, rhythmische Stöße in Richtung Wirbelsäule aus (Abb. 21). Die Kräfte sind richtig dosiert, wenn sich dabei der sagittale Durchmesser des Brustkorbes um 3—4 cm verringert. Auf genaue Plazierung der Handballen ist zu achten, sie müssen am Brustbein ansetzen und dürfen nicht von der Medianlinie abweichen (Abb. 21), um Rippenfrakturen möglichst zu vermeiden. Am tiefsten Punkt angelangt, hebt man die Hände schnell von der Brustwand ab, der Thorax kann sich dann dank seiner Eigenelastizität wieder ausdehnen. *Die Herzmassage erfolgt in physiologischem Rhythmus, also 60- bis 70mal pro Minute,* und erfordert einen gewissen Kraftaufwand, der um so leichter erbracht wird, wenn der Arzt bequem kniet und sein Körpergewicht bei Ausübung des Druckes mit einsetzt. Besonderes Einfühlungsvermögen ist notwendig, um die Elastizitätsgrenze der knöchernen Elemente des Brustkorbes nicht zu über-

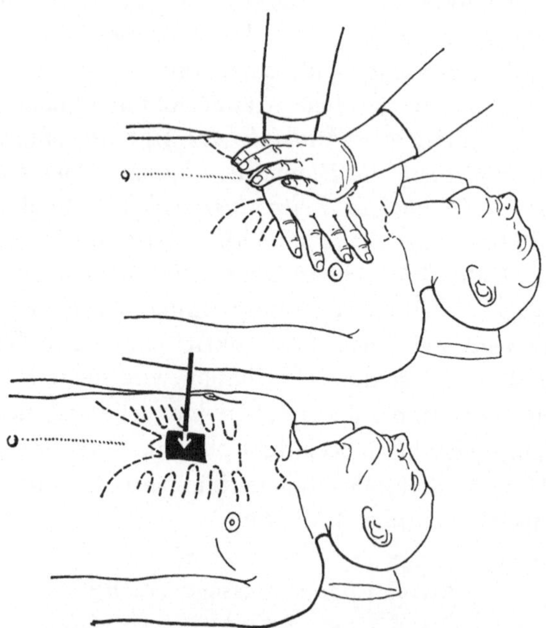

Abb. 21 Plazierung der Handballen bei externer Herzkompression, Angriffsfläche am distalen Sternumdrittel durch Pfeil markiert

schreiten und die ohnehin bestehende Gefahr von Verletzungen noch zu vergrößern.

Die *Herzmassage* ist, darauf sei mit Nachdruck hingewiesen, *kein adäquates Mittel zur künstlichen Beatmung.* Damit lassen sich wohl geringe, aber praktisch völlig belanglose Ventilationen auslösen, die für die Oxygenierung überhaupt nicht ins Gewicht fallen.

Nur bei reflektorischem Herzstillstand durch starke Vagusreizung kann man sich *allein* mit *der Herzmassage begnügen.* Mit baldigem Einsetzen geregelter Herztätigkeit, die oft auch ohne Zutun wiederkehrt, ist zu rechnen. Von diesen seltenen prognostisch günstigen Ausnahmen abgesehen, ist die Atmung in der Regel erloschen und der hypoxämische Zustand besteht bereits seit einigen Minuten, so daß die notwendige Oxygenierung zur Aufrechterhaltung vitaler Funktionen nicht mehr gewährleistet ist. Unter diesen, in mehrfacher Hinsicht ungünstigen Voraussetzungen des Kreislaufes und der Atmung kommen *Herzmassage* und *Atemspende gleichzeitig zum Zuge* (Abb. 22) *und werden in zweckmäßiger Weise kombiniert.* Am besten lassen sich diese Aufgaben lösen, wenn zwei eingeweihte Helfer anwesend sind, von denen einer die Beatmung und der andere die Herzmassage übernimmt. Hinsichtlich des einzuhaltenden Wechsels zwischen Beatmung und Massage

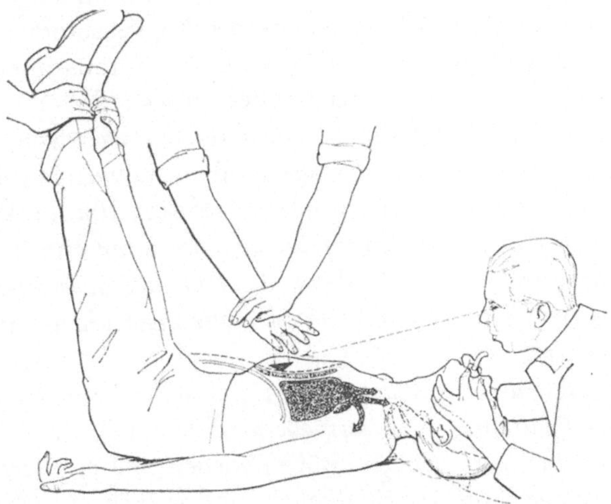

Abb. 22   Atemspende und extrakorporale Herzmassage, von drei Helfern ausgeführt   **47**

weichen die Vorschläge für deren praktische Durchführung etwas voneinander ab. Als Faustregel gilt heute, daß man nach *jeweils 15 Thoraxkompressionen unterbricht und 3–4 Atemstöße einschaltet;* es muß also die Herzmassage während der Beatmung unterbleiben und umgekehrt. Technisch schwieriger ist es, wenn eine Person gleichzeitig beatmen und das Herz indirekt massieren muß. Damit verbundene Stellungswechsel erfolgen etwa 4mal pro Minute und sind durchaus zumutbar, ohne das Kräftereservoir des Rettenden zu überfordern.

Anheben der Beine bis zur Senkrechten fördert zusätzlich das venöse Angebot zum Herzen und wird, falls ungeschiente Frakturen keine Kontraindikation bilden, *als unterstützend wirkende Maßnahme mit eingesetzt.*

Geht man davon aus, daß eine ausreichende Oxygenierung der Lungen und des Blutes unerläßliche Voraussetzung für den Erfolg der Herzmassage ist, dann erscheint jede Diskussion darüber, ob primär beatmet oder mit der Herzmassage begonnen werden soll, völlig überflüssig. Die Antwort darauf kann nur lauten, daß *die Atemspende der Herzmassage stets vorangehen muß.* In der Praxis erweist sich, daß der Beginn der Beatmung und Herzmassage gewöhnlich schnell aufeinander folgen.

Immer gilt der erste Blick der Atmung, um sich Gewißheit über einen freien Luftaustausch zu verschaffen. Hat die Spontanatmung ausgesetzt, dann wird nach erfolgter Überstreckung des Kopfes sofort mit künstlicher Beatmung begonnen. Mit einem Griff zur Karotis orientiert man sich über Frequenz und Beschaffenheit des Pulses (Abb. 22). Schwache, eben wahrnehmbare oder fehlende Pulsationen zeugen vom klinischen Herzversagen. Sofortige Herzmassage ist dann notwendig, die im üblichen Rhythmus mit der Atemspende abwechselt. *Um die Wichtigkeit des Zeitfaktors noch einmal hervorzuheben, sei daran erinnert, daß alle Reanimationsbestrebungen nur dann sinnvoll und aussichtsreich sind, wenn die bis zur Beatmung und Herzmassage verstrichene Frist äußerst kurz bemessen ist.*

Wie lange soll die Herzmassage in Kombination mit der Mund-zu-Mund-(Nase-)Beatmung fortgesetzt werden? Manchmal kehrt die Spontanatmung bereits nach wenigen Stößen wieder, und der Verletzte wird ansprechbar. *Lassen rosiges Hautkolorit und sich verengende Pupillen auf einen Minimalkreislauf schließen, wird so lange wiederbelebt, bis der Karotispuls deutlich tastbar ist und der Verletzte spontan und regelmäßig atmet.* Mit einer erfolgreichen Wiederbelebung ohne bleibende zerebrale Schäden kann um so eher gerechnet werden, je kürzer die bis zur Einleitung der Herzmassage verflossene Zeitspanne ist, vorausgesetzt, daß Atemhindernisse schnell überwunden und Luft in genügendem Umfange zugeführt werden. Gehen die Meinungen hinsichtlich der zeitlichen Bindung auch etwas auseinander, so darf man doch sagen, daß *alle Bemühungen nahezu aussichtslos* sind und bedenkenlos abgebrochen werden können, wenn sich innerhalb *von 20 Minuten kein sichtbarer Erfolg* abzeichnet.

Allein durch kräftige *Schläge auf die Herzgegend* kann man sich nach unseren derzeitigen Kenntnissen über die Wirkung der Herzmassage — Druckkräfte bringen dabei das Blut in Umlauf — keinen Effekt erhoffen. Solche Maßnahmen können dagegen beim reflektorischen Herzstillstand, der gewöhnlich nur wenige Minuten anhält, angebracht und auch wirkungsvoll sein.

Komplikationen bei der Herzmassage

Die extrathorakale Massage ist bedauerlicherweise mit Nachteilen behaftet, die dem Bestreben einer Ausweitung dieser Methode auf den Kreis der Laienhelfer im Wege stehen könnten. Von der Hand des Arztes durchgeführt, darf man erwarten, daß sich Komplikationen zahlenmäßig und dem Schweregrad nach in Grenzen halten lassen. Rippenbrüche werden am häufigsten beobachtet, während Frakturen des Brustbeines seltener vorkommen. Hierdurch hervorgerufene Verletzungen der Pleura, der Lungen, des Herzbeutels, auch Rupturen von Milz, Leber und Magen waren — von wenigen kasuistischen Mitteilungen abgesehen — durchweg nicht so schwerwiegend, als daß sie bei erfolglos gebliebener Herzmassage allein für den Tod verantwortlich zu machen wären. Naturgemäß wächst die Gefahr knöcherner Verletzungen mit zunehmendem Lebensalter des Verletzten, da der Brustkorb jetzt starrer und unnachgiebiger ist. Hinzu kommen altersbedingte osteoporotische Veränderungen mit erhöhter Bruchbereitschaft des Knochens.

■ *Erloschene Herz- und Kreislauffunktionen* lassen sich *nicht* durch *Steigerung der Druckkräfte* wieder *in Gang bringen*, zu der man verleitet wird, wenn der erhoffte Erfolg ausbleibt.

Die leicht erlernbare Technik einerseits und die relativ geringen Gefahrenmomente andererseits haben der extrathorakalen Herzmassage heute generelle Geltung in der Reanimation verschafft. Wenn es hierdurch häufiger gelingt, sozial leistungsfähige Menschen am Leben zu erhalten, dann müssen andererseits irreparable Residuen nach sonst erfolgreicher Herzmassage in Kauf genommen werden, die bei ungünstiger Ausgangsposition — chronischer Vorschaden der Kreislauforgane oder Überschreiten des optimalen Zeitpunktes bis zur Einleitung der Herzmassage — um so eher zu befürchten sind. Zurückgebliebene zerebrale Schäden zeigen sich vielgestaltig und bestehen in Herdsymptomen, einem diffusen organischen Psychosyndrom oder aus der Kombination beider.

Weil Herzmassage für den Helfer angenehmer ist als Mund-Beatmung mit ihren hygienisch-ästhetischen Einwänden könnten daraus nicht wieder gutzumachende Versäumnisse erwachsen, weil nämlich zu befürchten ist, daß der nichtärztliche Helfer auch dann der Herzmassage den Vorzug gibt, wenn das bedrohte Leben durch Insufflationsbeatmung hätte gerettet werden können. Diese Gefahr läßt sich umgehen, wenn man dem Lernenden beibringt, daß Herzmassage zur Wiederbelebung grundsätzlich mit Beatmung in streng einzuhaltendem Wechsel kombiniert werden muß.

Welche Vorsichtsmaßnahmen müssen bei Ausübung von Herzmassage eingehalten und welche Fehlerquellen bedacht werden?

1. Harte, nicht nachgiebige Unterlage ist notwendig (Herzmassage im Bett ist sinnlos).
2. Richtige Plazierung der Handballen über dem unteren Sternumdrittel streng einhalten, von der Mittellinie darf nicht abgewichen werden.
3. Druckkräfte dosiert anwenden, ohne Steigerung derselben bei ausbleibendem Erfolg.
4. Bis auf seltene Ausnahmen müssen Herzmassage und Beatmung im Wechsel 5:1, 10:2 oder 15:3 kombiniert werden.

5. Allein die Herztätigkeit wird angefacht und damit Blut in Umlauf gebracht, Herzmassage bewirkt keine Lungenbelüftung.
6. Dem Kindes- und Greisenalter eigene anatomische Gegebenheiten bedürfen besonderer Rücksichtnahme. Weil bei Kindern die Leber höher liegt, setzen die Kompressionen in der Mitte des Brustbeines an. Am starren Thorax des alten Menschen ist die Verletzungsgefahr besonders groß.

SCHOCK

Die Schockbekämpfung — früher allein der Klinik vorbehalten — gehört heute zum festen Bestandteil der Ersten Hilfe, die damit eine erhebliche Ausweitung ärztlicher Aufgaben erfahren hat. Bereits an der Unfallstelle eingeleitet, wird sie so lange fortgesetzt, bis der *Kreislauf stabilisiert* und der *Verletzte transportfähig* ist.

Im deutschsprachigen Schrifttum lebt der alte Meinungsstreit über die Trennung von Schock und Kollaps immer wieder auf. Den Kollapsbegriff endgültig aufzugeben, würde nicht allein im Interesse einer einheitlichen Nomenklatur als Voraussetzung für Verständigung und internationalen wissenschaftlichen Austausch liegen, sondern auch praktischen Bedürfnissen entgegenkommen. Wegen der fließenden Übergänge zwischen beiden Formen ist es unvermeidlich, daß die Unterscheidung bisweilen recht willkürlich geschieht und selbst in der Klinik auf große Schwierigkeiten stößt *(Ahnefeld)*. Zuletzt haben sich *Allgöwer* und *Ahnefeld* dafür eingesetzt, dem Schockbegriff wenigstens für alle traumatisch ausgelösten hypotensiven Kreislaufdysregulationen generelle Anerkennung zu verschaffen.

Pathophysiologie

Unsere pathophysiologischen Kenntnisse über den Schock sind durch experimentelle und klinische Forschung der letzten Jahrzehnte vertieft worden. Die Ende des 19. Jahrhunderts gültige nervöse Schocktheorie wurde zunächst von der Toxinlehre und diese später von der Blutvolumentheorie abgelöst. Letztere beschränkt sich allein auf gestörte Kreislauffunktionen durch Blut- und Flüssigkeitsverlust und wird, weil zu einseitig, heutigen Anschauungen nur teilweise gerecht. In Wirklichkeit sind nämlich beim komplexen Schockgeschehen gleichzeitig mehrere kausale Faktoren im Spiel. Kernpunkt bildet dabei das Mißverhältnis zwischen vorhandener Blutmenge und Gefäßkapazität. Es ist allerdings in keiner für klinische Belange brauchbaren Größe meßbar. Dagegen lassen sich über das Stromzeitvolumen eher verläßliche Aussagen machen, und

 zwar durch Bestimmen des venösen Rückflusses, des Minutenvolumens und der Durchblutungsgröße einzelner Organe *(Buchborn)*. Definiert man den Schock als Verminderung des Stromzeitvolumens aus mannigfachen Ursachen, so ist damit noch nichts über die jeweilige Genese ausgesagt. Zweifellos ist der Volumenmangel beim traumatischen Schock vorrangig. Die hierdurch gestörte Hämodynamik wird jedoch gleichzeitig durch vegetativ-nervöse und endokrine Reaktionen sowie durch toxische Faktoren ungünstig beeinflußt, die sich letzten Endes alle gemeinsam an der Ausbildung der Gewebshypoxie beteiligen. Sobald das Stromzeitvolumen unter einen kritischen — individuell verschiedenen — Wert absinkt, kommen als Folge hypoxidotischer Mangeldurchblutung Entgleisungen des Stoffwechsels hinzu und erlangen besonders im späteren Stadium des Schocks entscheidende, ja vitale Bedeutung.

Im fortgeschrittenen Schock erreicht auch der Widerstand der *venösen Strombahn* beachtliche Ausmaße, so daß sich der Blutrückfluß zum Herzen zwangsläufig vermindert und die hypoxidotischen Erscheinungen zunehmen. Das Herz beantwortet die Hypoxidose mit mangelnder Förderleistung, die in der Reduzierung des Minutenvolumens sichtbaren

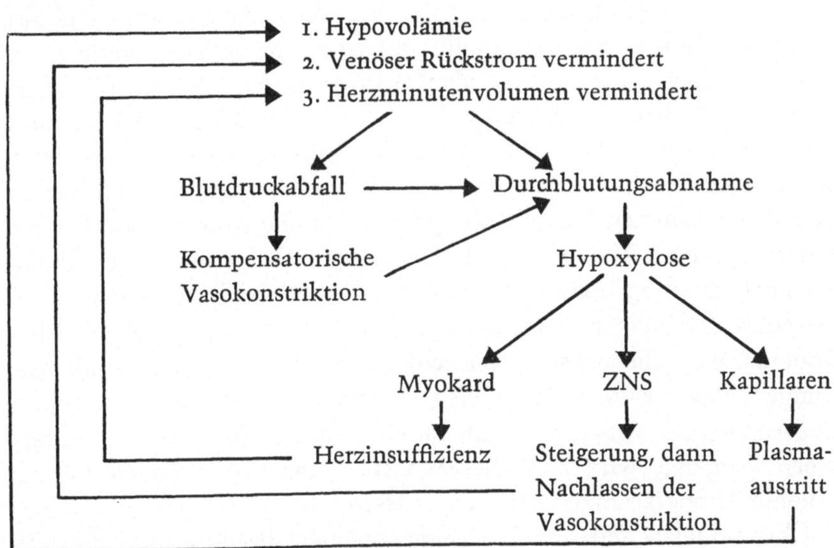

Abb. 23   Pathogenetische Faktoren des Schocks (nach BUCHBORN und SCHNEIDER)   **53**

Ausdruck findet. Permeabilitätsstörungen der Kapillaren mit pathologisch gesteigerter Durchlässigkeit vergrößern den Volumenmangel zusätzlich, der sich in einer Verminderung des venösen Rückstromes zum Herzen auswirkt. Gleichzeitig kommen Volumenmangel, Veränderungen des Gefäßapparates und verringerte Herzleistung zum Tragen und verstärken die Hypoxie (Abb. 23).[1] Störungen der Mikrozirkulation mit Thrombozyten- und Erythrozyten-Aggregationen gesellen sich als reversibler Vorgang *(Schneider)* hinzu. Zusammen mit Mikroembolien des arteriellen Schenkels und verlangsamter Strömungsgeschwindigkeit in den Kapillaren erschweren sie den Stoffaustausch und leiten eine Hypoxidose ein, die, in Abhängigkeit von Schweregrad und Dauer des Schocks, lebensbedrohliche Ausmaße erreichen kann. Weiterer Anstieg der Pulsfrequenz über 140/Min. und Abfall des systolischen Blutdruckes unter 70 mmHg künden die drohende Gefahr an. Allmählich erlahmen die körpereigenen Regulationen, und die hypoxidotischen Stoffwechselstörungen schieben sich ganz in den Vordergrund, der Kreislauf gerät an den Rand der Dekompensation, und der letale Ausgang ist, wenn wirksame Hilfe ausbleibt oder zu spät kommt, unvermeidlich.

Gegenwärtig schenkt man dem *venösen Gefäßgebiet* im Schock mehr Beachtung, als das bislang der Fall war. Allein die Tatsache, daß sich volle vier Fünftel des Gesamtblutvolumens innerhalb der Bahnen des extraarteriellen, auch als Niederdrucksystem bezeichneten Gefäßabschnitts befinden *(Gauer* und *Henry)*, weist auf die große Bedeutung hämostatischer Funktionen zur Aufrechterhaltung ausgeglichener Kreislaufverhältnisse hin. Dieses Gefäßgebiet umfaßt Venolen und Venen, rechte Herzkammer, Lungen, Vv. pulmonales und schließt auch den diastolischen linken Vorhof mit ein. Lange Zeit glaubte man, daß sich das metabolisch völlig indifferente Volumen des Niederdrucksystems — die Alveolen der Lungen ausgenommen — bei Abstimmung auf das Blutvolumen weitgehend passiv verhielte. Seine aktive Rolle bei Blutbewegungen haben *Witleb* und *Schlepper* neuerdings anhand von Tonusänderungen der Venen bestätigt. Im Hinblick auf die patho-physiologischen Vorgänge wird man diesem Gefäßsystem beim Schock künftig erhöhte Aufmerksamkeit schenken müssen.

Über Stunden andauernder Volumenmangel beeinträchtigt die *Nie*

 [1] *Schink,* Dtsch. med. J. 15, 12 (1964)

renfunktion mehr oder weniger schwer. Nach und nach versiegt der Harnfluß, bis die Ausscheidung harnpflichtiger Stoffe völlig erlischt und der Verletzte im urämischen Koma stirbt. Am Nierensystem ablaufende Vorgänge sind bislang nur teilweise aufgeklärt. Nach K. *Kramer* beruht die akute Niereninsuffizienz beim Schock auf überdauernde Konstriktion der Nierengefäße, die schließlich die glomeruläre Filtration zum Erliegen bringt. Beim lebensbedrohlichen Crush-Syndrom mit schweren Muskelquetschungen nach Verschüttung und Strangulierung der Gliedmaßen erfolgt die Volumenreduktion durch Exsudation in das traumatisierte Gewebe. In die Blutbahn eingeschwemmte Muskelpigmente und Hämoglobin fügen dem Nierenparenchym Schaden zu, das bereits durch Sauerstoffmangel gelitten hat.

An der *Leber* greift der Schock in die differenzierten Stoffwechselvorgänge ein und bewirkt Blutzuckerabfall, Anstieg der Milch- und Brenztraubensäure sowie Aminosäuren, des Ammoniaks u. a. Im Darminhalt frei werdende Endotoxine und in der Darmwand produzierte Toxine — sie sind vermutlich nichtbakterieller Herkunft — werden von der Leber nicht mehr ausreichend entgiftet, es kommt zur *Stoffwechselentgleisung mit metabolischer Azidose.* Während das Nierenversagen maßgeblich für die Spätletalität des Schocks ist, bildet der Zusammenbruch des Leberstoffwechsels nach *Buchborn* die Ursache der Irreversibilität mit Ausgang in einen ›biochemischen Tod‹.

Die Darstellung der Pathogenese und Pathophysiologie des Schocks mußte sich auf die wesentlichsten Punkte unseres derzeitigen Wissens beschränken. Sie ließe sich ins Uferlose ausweiten, wenn man detaillierte gelöste und ungelöste Fragen mit in den Kreis dieser Betrachtungen einbeziehen wollte. Einige spezielle Probleme des Schocks bei Schädel-Hirn-Traumen und Verbrennungen sind in den entsprechenden Abschnitten dieses Buches aufgezeigt.

In erster Linie bewogen didaktische Gründe dazu, vom *klassischen Entblutungsschock* als Modellfall auszugehen. In der Praxis ist er jedoch wesentlich seltener als früher anzutreffen und von den *Mischformen* mit *neurogener, asphyktischer* und *hämodynamischer Komponente* weit überflügelt worden. Eine Erklärung für diese Verschiebung ergibt das Dominieren vielfältiger Kombinationsverletzungen.

Der uns beschäftigende *traumatische Schock* entsteht nach Gewalteinwirkungen, die mit schweren Weichteilquetschungen, äußeren und inneren Blutungen oder Frakturen einhergehen. Nur bei äußerer Blutung läßt sich das Ausmaß der verlorenen Blutmenge annähernd abschätzen — die Treffsicherheit ist individuellen Schwankungen unterworfen und wenig zuverlässig — und ist bei Höhlenblutungen in den Brust- oder Bauchraum überhaupt nicht übersehbar. Erfahrungsgemäß sind die groben Schätzungen mit erheblicher Fehlerbreite belastet und liegen immer unterhalb der realen Werte. Unterschätzt wird in der Regel auch der Blutaustritt in die benachbarten Gewebsräume bei geschlossenen Verletzungen mit Frakturen und schweren Weichteilquetschungen. So kann bespielsweise der Blutverlust beim Vorderarm- oder Unterschenkelbruch 500—800 ccm und beim Oberschenkelbruch bis 2000 ccm und mehr betragen. Durch Blutung in den Oberschenkel verliert der Verletzte oftmals $\frac{1}{3}$, ja bis zur Hälfte seines Gesamtvolumens. Besonders groß ist die Verblutungsgefahr bei schweren Kontusionen des Rückens und Beckens; Blutansammlungen im Retroperitonealraum bis zu mehreren Litern sind dabei keine Seltenheit.

Symptomatik

Die Auswirkungen der mehr oder weniger insuffizienten Kreislaufleistung bestimmen die *klinische Symptomatik* des Schocks, die sowohl allgemeine als auch spezielle Merkmale des Gefäßapparates umfaßt. Schon der *Gesamteindruck des Verletzten mit Apathie, verfallenem Aussehen, motorischer Unruhe, fahler Blässe, kalter Schweißabsonderung, Übelkeit, Brechreiz und Durstgefühl* engt den Kreis differentialdiagnostischer Erwägungen ein. *Zyanose der Haut und Lippen, kollabierte periphere Venen und livide Verfärbung des Nagelbettes sowie schnelle oder oberflächliche Atmung* runden das Bild ab, das durch *Beschleunigung des leicht unterdrückbaren Pulsschlages und durch Blutdruckabfall* vervollständigt wird. *Meistens ist der Radialispuls nicht mehr fühlbar.* Bessere Beurteilung von Schlagfolge und Beschaffenheit des Pulses erlauben dagegen die größeren Gefäßstämme wie Aa. carotis und femoralis. Vor einer Überbewertung des Blutdruckes — früher ganz im Mittelpunkt der klinischen Diagnose stehend — wird heute gewarnt. In der Zentralisationsphase ist er für die Diagnosestellung überhaupt nicht verwertbar, weil die körpereigenen Regulationen durch Katecholamine (in diesem Begriff sind Adrenalin und Noradrenalin wegen ihrer zwei Hydroxylgruppen am Benzolring zusammengefaßt) für normale Blutdruck- und Pulswerte sorgen, die über den effektiven Volumenmangel hinwegtäuschen und nichts darüber aussagen, wie lange die *Zentralisation als autoregulative Antwort für den Verletzten gefahrlos ist.* Im Zusammenhang hiermit sei auf neue Untersuchungsergebnisse hingewiesen. Danach wird die Vasokonstriktion selbst bis zum Tode beibehalten. Größere Bedeutung kommt dagegen den Blutdruckwerten für die Prognose des Schocks zu. Schlagfrequenz und Beschaffenheit des Pulses, ständige Kontrollen der Urinausscheidung und des Zustandes der peripheren Zirkulation gelten dabei als weitere, in der Klinik laufend zu überwachende und unter gemeinsamem Blickpunkt auszuwertende Kriterien.

Weil die gebräuchlichen Laboruntersuchungsmethoden — Bestimmung der Hämatokritwerte eingeschlossen — keine verläßlichen Angaben über den tatsächlichen Blutverlust vermitteln, arbeitet man neuerdings mit Hilfe radioaktiver Erythrozyten und benötigt dazu aufwendige Apparaturen, die immerhin Werte mit einer Genauigkeit von $\pm$ 10 ergeben. Mit dieser modernen Untersuchungstechnik haben *Grant* und *Reeve* die Beziehungen zwischen Blutdruck und Pulsfrequenz einerseits und Blutvolumen andererseits untersucht und gelangten zu dem Ergebnis, daß Blutdruck- und Pulswerte relativ verläßliche Rückschlüsse auf das Volumen nach *akuten Blutungen* erlauben. Aus der folgenden Tabelle ergibt sich die von *Grant* und *Reeve* stammende und von *Allgöwer* ergänzte. in den operativen Fächern bewährte Einteilung des Schocks:

Klinische Symptome	
1. kalte Akren, Puls 100—120/min, Blutdruck über 100 mm Hg	kalte, normotone Tachykardie
2. kalte Akren, schweißbedeckte Haut, zyanotische Lippen, Puls 120—150/min, Blutdruck um 80 mm Hg oder tiefer, fehlende oder zu geringe Urinsekretion	kalte, hypotone Tachykardie
3. kalte Akren, Puls unter 100—60/min, Blutdruck unter 100 mm Hg	kalte, hypotone Bradykardie (vasovagale Traumareaktion)

Schockstadien

Die meisten Autoren unterscheiden drei Stadien, andere klammern die vagotone Schonphase als *vaso-vagale Traumareaktion* davon aus und verleihen ihr so gewisse Selbständigkeit. Durch Schreck und Schmerz ausgelöst, tritt sie unmittelbar nach dem Unfall auf, stellt also die erste Abwehrreaktion des Organismus dar und ist gewöhnlich so kurzdauernd, daß selbst der Erste Hilfe leistende Arzt sie kaum zu Gesicht bekommt. Vom Volumenverlust nahezu unabhängig, ist sie nur selten einmal Vorbote eines oligämischen Schocks. Klinisch zeugen Vasodilatation mit Blutdruckabfall, kalter Haut und Akren vom Überwiegen parasympathischer Impulse (N. vagus).

Klinisch deutlich unterscheidbar sind die wichtige *Zentralisation* des Kreislaufs und die *Dekompensation* des Schocks. In der Frühphase des Schocks drosseln körpereigene Regulationen den Blutfluß in der peripheren arteriellen Strombahn unter steuerndem Einfluß des sympathischen Nervensystems. Vasokonstriktion, Anstieg des peripheren Gefäßwiderstandes und Entleerung des Blutdepots sichern eine ausreichende Blutdurchströmung lebenswichtiger Organe wie Hirn, Herz, Lungen, Leber und Nieren. *Duesberg* und *Schroeder* bezeichnen diesen Zustand als »Zentralisation des Kreislaufes«, der, sinnvoll und ökonomisch zugleich, ein weiteres Absinken des Herzminutenvolumens und Blutdrucks verhindert (Abb. 24). Der Organismus benötigt hierzu eine gewisse Anlaufzeit, die bei großen und plötzlichen Blutverlusten entsprechend kurz bemessen ist. Blasse und kalte Haut, verlangsamte Zirkulation des Nagelbettes, schlechter Füllungszustand sichtbarer Venen und erhöhte Pulsfrequenz bei etwa 100 Schlägen pro Minute sind die klinischen Merkmale, die man beim schockierten Verletzten am häufigsten vorfindet. Der Blutdruck wird, wie wir heute wissen, durch Ausschüttung blutdrucksteigender Substanzen der Nebenniere noch längere Zeit aufrecht erhalten und sackt erst allmählich ab. Obwohl keine unmittelbare Lebensgefahr besteht, kommt alles auf *rechtzeitiges Erkennen der Zentralisationsphase* an, um daraus die notwendigen therapeutischen Schlüsse zu ziehen.

Für die *Prognose des Schocks sind Intensität und Dauer von ausschlaggebender Bedeutung.* Ins Stadium metabolischer Störungen abge-

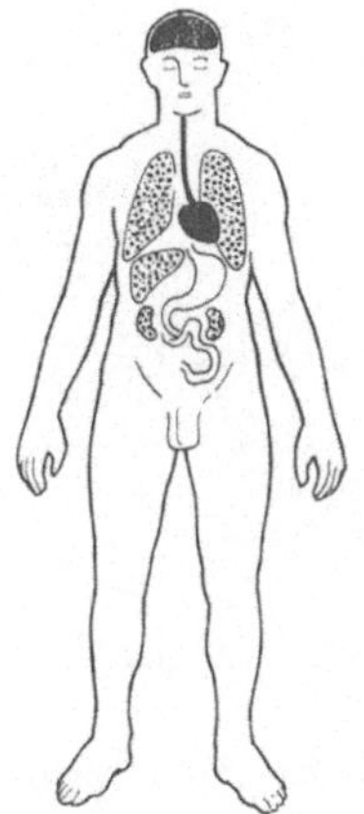

Abb. 24   Zentralisationsphase des Schocks (Hirn, Herz, Lungen, Leber und Nieren
sind noch ausreichend durchblutet)

glitten, verringern sich die therapeutischen Chancen schnell, und der
Schock wird irreversibel.

Therapie

In der vagotonen Schonphase — auch als *vaso-vagale Traumareaktion*
bezeichnet — sind außer Schmerzlinderung nur allgemeine, der Lagerung
und Autotransfusion dienende Maßnahmen angebracht, es sei denn, daß
Zeichen einer sich anbahnenden Zentralisation mit schnellem Übergang
in das Schockstadium auszumachen sind. Schon mit Rücksicht darauf ist
eine Überwachung des Verletzten an der Unfallstelle und während des
Transportes unerläßlich. In Unkenntnis werden folgende einfache und
durchaus zweckmäßige, *die Schocktherapie unterstützende Hilfen* nur
selten genutzt: senkrechtes Anheben der Beine, um den Blutrückfluß
zum Herzen fördernd zu beeinflussen und Umwickeln der unteren Gliedmaßen mit elastischen Binden zur Vergrößerung des venösen Angebotes.
Gleichzeitiges Tieflagern des Kopfes begünstigt den Blutstrom zum Gehirn (Abb. 25). Grundsätzlich soll man den *Verletzten bei normaler*
Körpertemperatur halten. Über ihn ausgebreitete Decken bewahren vor
Auskühlung, die den Schock vertiefen hilft. *Jede sonstige Erwärmung*

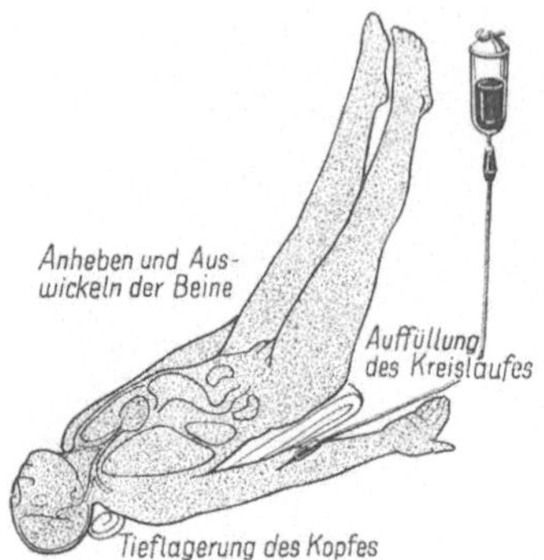

Abb. 25   Schocktherapie

des Organismus von außen ist zu unterlassen. Hierdurch erweitern sich nämlich die kompensatorisch verengten peripheren Gefäßbahnen, so daß die Oligaemie unnötiger Weise verstärkt würde.

Bildet eine äußere Blutung Ausgangspunkt des Schocks, dann ist die Blutungsquelle eiligst an Ort und Stelle zu verschließen (S. 98). Den Schock verschlimmernde Schmerzen bei Wunden, Frakturen und Brustkorbverletzungen mit schmerzabhängiger Ateminsuffizienz lindert man mit i. v.-Injektionen analgetischer Mittel.

Das therapeutische Vorgehen beim Schock ist auf *schnelle Normalisierung des Stromzeitvolumens und Beseitigung der den Schock beherrschenden kapillären Durchblutungsstörung* ausgerichtet. Dieses Ziel ist einzig und allein durch adäquate Flüssigkeitssubstitution erreichbar. Sobald Gesamtvolumen und Gefäßfüllung annähernd physiologische Werte erreicht haben, gilt die akute Gefahr des Schocks als überwunden. *Dem Zeitfaktor kommt dabei insofern überragende Bedeutung zu, weil das weitere Schicksal des Verletzten oft von den ersten 1—2 Stunden des Schockablaufs abhängt.* Innerhalb dieser Frist entscheidet sich nämlich, ob hypoxämische Organschäden manifest werden oder die Infektionsabwehr eine Beeinträchtigung erfährt. Die Wichtigkeit des *Zeitfaktors* in Abhängigkeit vom *Schweregrad des Schocks* war in erster Linie maßgeblich für Einbeziehung der Schocktherapie in den Rahmen Erster Hilfeleistungen.

Beim Abwägen der Indikation zur Infusionsbehandlung wird man die jeweilige Länge des Transportweges mit in Betracht ziehen müssen. In mittleren und großen Städten mit gut organisierter Transportmöglichkeit vergehen zwischen Unfall und Einlieferung des Verletzten in das nächste Krankenhaus nur wenige Minuten, so daß eine Flüssigkeitszufuhr in verkehrsreicher Innenstadt nur selten einmal dringlich ist. Falls eine länger dauernde Fahrt aus ländlichen oder abgelegenen Gebieten bevorsteht, ist erst der Kreislauf zu füllen, und es wird solange gewartet, bis die Schockgefahr gebannt ist.

Die Volumensubstitution zielt auf eine *Durchbrechung der Zentralisation* hin und erfolgt heute mit künstlichen *Plasmaexpandern*, denen eine längere Verweildauer im Gefäßsystem eigen ist. Verträglichkeit und Ausscheidung sind genügend erprobt und morphologische Schäden durch Speicherung nicht zu befürchten, wenn man von einer Neigung zur Ödembildung in Leber und Niere absieht. Von vielen Seiten gehegte Befürchtungen über Störungen serologischer Reaktionen (Blutgruppenbestimmung und Kreuzprobe) durch Plasmaexpander konnte *Spielmann* widerlegen. Die Lösungen werden *grundsätzlich auf intravenösem Wege* in den Kreislauf gebracht. Eine Stauung des Armes zur besseren Sichtbarmachung im Schock kollabierter Venen ist dabei unerläßlich. *Bevor das Schlauchsystem des Infusors mit der Kanüle verbunden wird, muß es bereits mit Flüssigkeit angefüllt und luftleer sein. Nach Befestigung der Kanüle mit Leukoplaststreifen wickelt man den gestreckten Arm an eine Schiene bzw. läßt ihn von einer Hilfsperson halten.* Hat man den Eindruck, daß die Volumenauffüllung nicht schnell genug vor sich geht — sie soll mit dem *Verlust Schritt halten* — dann erfolgt die Zufuhr durch mehrere Kanülen, am besten von beiden Armen her.

Bei *völlig kollabierten Venen* stößt die Punktion auf unüberwindliche Schwierigkeiten. Der chirurgisch vorgebildete Arzt kann solche unliebsamen Situationen durch eine Venae sectio (in der Ellenbeuge oder am Innenknöchel) meistern, wenn das notwendige Instrumentarium zur Hand ist und gute Sichtverhältnisse bestehen. Selbst dann sind leergelaufene, stark kollabierte Venen manchmal schwer auffindbar. In ausweglos erscheinender Lage führt die Punktion der V. anonyma noch zum Ziele, deren technische Durchführung wohl etwas Geschick und Übung voraussetzt, in Wirklichkeit aber nicht so schwierig ist.

H. Schaeffer hat diese Injektionstechnik ausgearbeitet, sie ist in einer Broschüre von *H. Kaiser* über »Injektionstechnik bei Notfällen«[1] beschrieben worden. Man orientiert sich zunächst mit dem linken Zeigefinger und tastet den unteren Rand des *rechten* Schlüsselbeines von außen nach innen ab, bis man auf einen knöchernen Vorsprung trifft. Etwa 1—1,5 cm lateralwärts davon liegt der große Venenstamm. Nach Markierung der Einstichstelle unmittelbar unter dem Schlüsselbein wird die Kanüle in *medialer* Richtung eingestochen und mit leichter Abweichung nach *kranialwärts* vorgeschoben (Abb. 26a), so daß die Spitze mit einem Winkel von 30—40 Grad zur Horizontalen weist. Während des weiteren Vordringens saugt man ständig an und trifft die Vene in 3—6 cm Tiefe (Abb. 26b). Weicht die Kanüle vom richtigen Weg

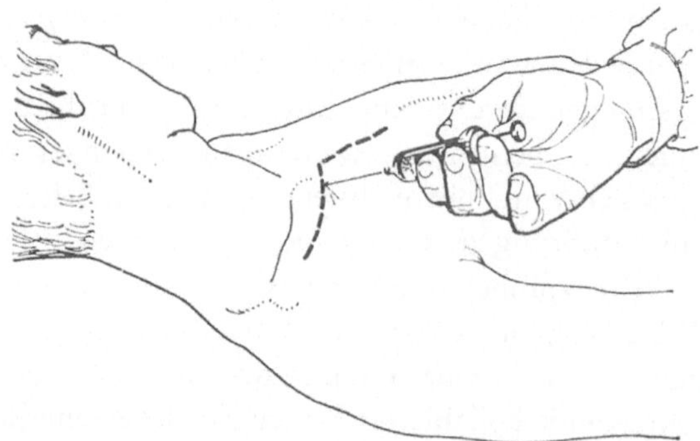

Abb. 26 a   Injektionstechnik der Vena anonyma nach H. SCHAEFFER

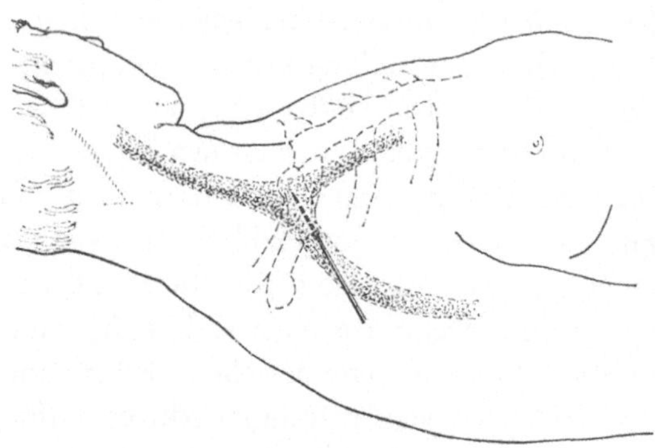

Abb. 26 b   Kanülenlage im Gefäß

   [1] *E. Merck,* Darmstadt 1961

ab, dann sind selbst bei mehrfachen erfolglosen Versuchen in der Regel keine Gefahren zu befürchten. Das gilt allerdings nicht uneingeschränkt, wenn man an die möglichen Komplikationen bei unbeabsichtigter Pleuraverletzung nach Stellatum-Blockaden denkt, über die im Schrifttum wiederholt berichtet worden ist. Durch Verletzung der weiter dorsalwärts liegenden Pleura (Abb. 26c) kommt es zum einseitigen Pneumothorax, der sich meistens von selbst resorbiert und nur selten einmal Ausgangspunkt eines ernsten, aber nicht akut bedrohlichen Zwischenfalles bildet.

Unter Abstützung mit den Handballen an der vorderen Brustkorbwand muß die Kanüle während der Infusion mit den Fingerkuppen festgehalten werden. Dem *weniger Erfahrenen rät man besser zu einem* ■ *baldigen ordnungsgemäßen Transport des Verletzten in die nächste Klinik.*

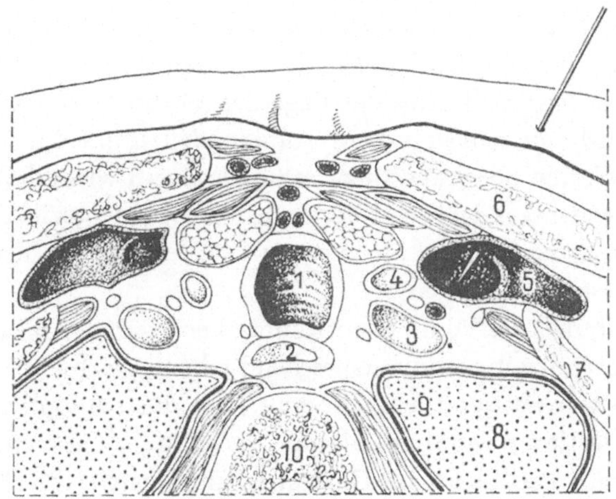

Abb. 26 c   Querschnitt durch die obere Brustkorbpartie

   1 Trachea
   2 Oesophagus
   3 A. subclavia
   4 A. carotis communis
   5 V anonyma am Zusammenfluß mit V. subclavia
   6 Clavicula
   7 Erste Rippe
   8 Lungenspitze in der Pleurakuppel
   9 Pleura
10 2. Brustwirbelkörper

Die Frage nach der jeweils zu ersetzenden Flüssigkeitsmenge ist für den Einsatz am Unfallort von weit geringerer Bedeutung als in der Klinik, wo die eingeleitete Volumensubstitution fortgesetzt wird. In der Regel ist der *Vorrat des Arztes auf 1—2 Ampullen Blutersatzmittel beschränkt*, so daß eine *Überlastung des Kreislaufes durch allzu reichlich bemessene Flüssigkeitszufuhr* schon deswegen *nicht zu befürchten ist.* Es entspricht allgemeinen Erfahrungen, daß eher zu wenig als zuviel Flüssigkeit infundiert wird. Ein wichtiges Kriterium zur Beurteilung des notwendigen Volumenersatzes bilden nach *Du Cailar* Messungen des Venendruckes, die vor einer Überdosierung schützen. Ein *Venendruck von 15 bis 20 ccm Wassersäule gilt dabei als obere Grenze.* Dieser Wert läßt sich auf ebenso einfache wie für klinische Belange ausreichende Genauigkeit ermitteln, wenn man das *Infusionssystem bis zum Stillstand der Flüssigkeitssäule senkt und dann den Niveauunterschied am Flüssigkeitsspiegel bis zum Nullpunkt schätzt oder mißt, der 10 cm über der Infusionsvene liegt* und etwa der Lage des Vorhofes entspricht. *Druckwerte unter 10 ccm weisen auf ein Volumendefizit hin.* Mit Überfüllung ist erst bei Werten über 20 ccm zu rechnen. Durch wiederholte Kontrollen des Venendruckes während der Infusion ist eine gezielte Dosierung der Flüssigkeitsmenge möglich, die vor Überfüllung des Kreislaufs bewahrt *(Feuerstein)*.

Wichtig ist, daß die Volumenauffüllung bereits in der Initialphase des Schocks, also frühzeitig und entsprechend schnell geschieht, damit überhaupt keine Gewebshypoxie aufkommt. Um der pathophysiologischen Bedeutung gestörter Mikrozirkulation Rechnung zu tragen, bevorzugt man heute niedrig-molekulare Dextrane zur Infusion, die als Macrodex und Rheomacrodex im Handel sind. Im Gegensatz zu Plasmaexpandern auf Gelatinebasis üben sie einen länger anhaltenden Volumeneffekt aus *(Gruber u. a.)*. Auch sonst wird das aus Glukosemolekülen aufgebaute Macrodex auf Grund seiner physikalisch-chemischen Eigenschaften allen an ein Blutersatzmittel zu stellenden Anforderungen vollauf gerecht und garantiert bei ausreichender Substitution eine Normovolaemie. Das trifft genauso für andere Lösungen mit echter expandierender Wirkung zu, die hier weder aufgezählt noch hinsichtlich ihrer jeweiligen spezifischen Zusammensetzung verglichen werden können. Dem Rheomacrodex 10 %

64 schreibt man eine starke *initiale Volumenwirkung* zu und hält es für besonders geeignet, wenn zwischen Volumenverlust und Behandlungsbeginn längere Zeit verstrichen ist und sich bereits Störungen der Mikrozirkulation angebahnt haben.

Beiläufig sei erwähnt, daß die *heute üblichen Blutersatzmittel nicht zum Sauerstofftransport* befähigt sind.

Für den nicht alltäglich, aber zu jeder Jahreszeit möglichen Einsatz am Unfallort sind Dauer der Haltbarkeit und jeweiliges Verhalten der Infusoren bei Temperaturen in Gefrierpunktnähe wichtig. Die bislang am meisten gebräuchlichen Plasmaexpander sind mit dem Nachteil behaftet, daß sie bei + 4 Grad C. in den Gelzustand geraten und erst nach Auftauen und allmählichem Erwärmen wieder schadlos infundierbar sind. Ihre Lagerfähigkeit und Verwendbarkeit wird auf ca. 2 Jahre veranschlagt.

Wenn die Zeitspanne zwischen Blutverlust und Volumenersatz groß ist, sieht *Schneider* in der intraarteriellen Infusion eine weit wirksamere Hilfe als in der routinemäßig durchgeführten intravenösen Auffüllung des Kreislaufes. Er stützt sich dabei auf experimentelle Studien und begründet die besonderen Vorteile des intraarteriellen Infusionsweges mit einem äußerst raschen Druckanstieg, der den Durchfluß der kleinsten Gefäße fördert, diese gleichsam durchspült und damit die Mikroembolien weiterleitet. Es muß zunächst offen bleiben, ob sich hieraus die Notwendigkeit zu neuen therapeutischen Folgerungen ergibt. Auf die Sofortmaßnahmen an der Unfallstelle übertragen, läßt sich jedoch schon soviel sagen, daß die intraarterielle Infusion nur bei schweren und fortgeschrittenen Schockzuständen unter bestimmten Voraussetzungen in einem Clinomobil oder Notfallarztwagen durchführbar ist.

Klinisch zeigen sinkende Pulsfrequenz, normal beschaffene Hauttemperatur, rosige Farbe der Akren und des Gesichtes sowie Anstieg des Blutdruckes, daß die Kreislaufverhältnisse wieder ausgeglichen sind. Keinesfalls darf man den Blutdruck allein zum Maßstab für die Höhe des Volumenersatzes nehmen, weil er durch kompensierende Mechanismen bereits früher ansteigt, noch bevor der Blutverlust ersetzt ist. Kommt die gestörte kapilläre Zirkulation wieder in Gang, dann ist hinreichende Sauerstoffversorgung des Gewebes gewährleistet, es sei denn, daß der Erythrozytenverlust die kritische Grenze unterschreitet, die etwa bei der Hälfte seines Volumens liegt. Eine Substitution von Sauerstoffträgern — aber nur in der Klinik möglich — ist unerläßlich.

Irreversibilität ist eingetreten, wenn Infusionen von Blutersatzmitteln (Blut in der Klinik) den letalen Verlauf nicht aufzuhalten vermögen. Rehn's Vorschlag entsprechend, sollte man besser vom progressiven statt irreversiblen Schock sprechen.

Kreislaufmittel

Vasokonstriktorisch wirkende Mittel beim Schock verbieten sich schon deswegen, weil es keine Hinweise dafür gibt, daß ein Vasomotorenversagen jemals für den Schock verantwortlich ist *(Neil)*. Sympathikomimetika wie Novadral, Noradrenalin und Hypertensinpräparate verstärken die anfangs durchaus nützliche Zentralisation, so daß der angestrebte Therapieerfolg durch Beibehaltung der Vasokonstriktion zunichte gemacht wird. Subkutan oder intramuskulär verabreichte Medikamente gelangen erst zum Erfolgsorgan, wenn sich die periphere Durchblutung wieder eingespielt hat. Eben kompensierte Kreislaufverhältnisse werden dann erneut aus dem Gleichgewicht gebracht. Deswegen ist *äußerste Zurückhaltung mit Noradrenalin oder Hypertensinpräparaten geboten. Anwenden sollte man sie nur, wenn sich nach ausreichender Volumenersatztherapie kein sichtbarer Erfolg abzeichnet oder der Flüssigkeitsersatz erst verspätet eingeleitet wurde.*

Über die Therapie mit Kortison-Derivaten schwanken die Auffassungen zwischen Extremen, die von einer weitherzigen Empfehlung bis zur strikten Ablehnung reichen. Anfängliche Erfolgsberichte mit immer höherer Dosierung stützen sich in erster Linie auf empirische Beobachtungen und sind schon deswegen anfechtbar. *Allgöwer* bringt die optimistischen Beurteilungen über prompte und zuverlässige Wirkung der Präparate mit einer mehr »intuitiven Schockdiagnose« in Zusammenhang. Nach Volumenauffüllung unbeeinflußt bleibende Schockzustände hat man auf eine Überbeanspruchung der Nebennierenrinde zurückgeführt und glaubt, sie durch eine Erschöpfung der Kortisolproduktion erklären zu können. Die hypothetischen Vorstellungen über eine Nebennierenrindeninsuffizienz des gesunden Organismus im Schock gerieten jedoch ins Wanken, seitdem *Hartenbach* u. a. im Blut und Urin maximal erhöhte Kortisolwerte als Ausdruck einer gesteigerten Sekretionsfähigkeit der Nebennierenrinde im Schock nachgewiesen haben. Erhöhte Tätigkeit und Beanspruchung der Nebennierenrinde nach einem Trauma sind mit der »Lehre vom Stress« ohne weiteres erklärbar. Im Stadium der Abwehrreaktion muß mit einem

 größeren Bedarf an Nebennierenrindenhormonen im Stoffwechsel des traumatisierten Organismus gerechnet werden. Normalerweise folgen dann das Stadium erhöhter Resistenz und Adaptation. *Schattenfroh* glaubt, daß das Schwergewicht in der Behandlung des Schocks weniger auf dem Hydrokortison als auf dem mineralwirksamsten Nebennierenrindenhormon, dem Aldosteron, liegen müsse. Eine objektive Stütze dafür sieht er in der Verknüpfung der Aldosteronsekretion mit einem Funktionskreis, der direkt mit der Blutdruckregulation zusammenhängt. Selbst bei echter Nebennierenrindeninsuffizienz, mit der Menschen behaftet sind, die aus internistischen Gründen lange Zeit mit Kortison behandelt worden waren, ist man von der erhofften Sofortwirkung massiver Hormongaben enttäuscht *(Schattenfroh).* Das Versagen der Therapie führt man auf eine Reduktion des extrazellulären Flüssigkeits- und Plasmavolumens zurück, hervorgerufen durch fortschreitenden Natriumchloridverlust als Folge der Nebennierenrindenunterfunktion. Kreislaufmechanisch befinden sich diese Menschen in einem mit der Zentralisation vergleichbaren Zustand, so daß eine intravasale Flüssigkeitsauffüllung zunächst vordringlich ist. Wägt man das Für und Wider der Kortisontherapie beim Schock gegeneinander ab, so ist davon auszugehen, daß — im Gegensatz zu früheren Anschauungen — die Hormonproduktion der Nebennierenrinde nicht erschöpft, sondern eher gesteigert ist (für Aldosteron bleibt diese Frage allerdings noch offen). Folglich sind *routinemäßige Hydrokortisongaben zur Schockbehandlung abzulehnen;* ihre Wirkung wurde sicher überschätzt. Eine Ausnahme davon bilden therapieresistente Verläufe des Schocks nach ausgeglichenem Volumenmangel. Selbstverständlich wird das Mittel — Urbason solubile (40 mg) bzw. Solu-Decortin-H (50 mg) — intravenös appliziert. Man muß sich zwar der unerwünschten Begleiterscheinungen einer solchen Therapie bewußt sein (Aufflackern latenter Infektionen, Resistenzverminderung, Verzögerung des Wundheilungsvorganges u.a.m.), die allerdings bei einmaliger Applikation, und sei es auch in höherer Dosierung, nicht entscheidend ins Gewicht fallen.

Bei Schockbekämpfung an der Unfallstelle hält man sich an folgende, individuell abzuwandelnde Richtlinien:

1. *Stillung äußerer Blutungen*
2. *Kopf tief und Beine hoch lagern. Als zusätzliche Maßnahme haben sich sog. Taschenmesser-Position der Beine, Auswickeln der unteren Extremitäten und Hochlagern der Arme bewährt*
3. *Schmerzausschaltung*
   a) *medikamentös*
   b) *Schienung von Knochenbrüchen*
4. *Schutz vor Abkühlung durch Zudecken des Verletzten*
5. *Infusion von Blutersatzmitteln*

Blutdrucksteigernde Medikamente und Hydrokortison-Präparate werden nur ausnahmsweise injiziert, wenn die sicher *ausreichend bemessene*   **67**

Volumenauffüllung keine Wirkung zeigt. Wegen der gesteigerten Ansprechbarkeit des Kreislaufes auf zusätzliche Belastungen vermeidet man jeden unnötigen Lagewechsel des Verletzten, der solange nicht transportfähig ist, bis die Atmung regelmäßig und die Kreislauffunktion stabilisiert sind.

SCHMERZBEKÄMPFUNG

Initiale Schmerzen des Verletzten rühren nicht allein von den erlittenen organischen Schäden her, sondern sind mit vegetativen, durch Angst und Schreck ausgelösten Schmerzempfindungen gekoppelt. Infolge enger Verknüpfung des Schmerzes mit dem vegetativen System in allen Ebenen — von der äußeren Peripherie bis zur Großhirnrinde — sind somatische und psychische Schmerzwahrnehmungen nicht voneinander zu trennen und als einheitliches Schmerzphänomen zu werten. Schmerzschilderungen — sie reichen vom erträglichen Weh bis zum zerreißenden Schmerz mit dem Gefühl der Vernichtung — geben kein der Wirklichkeit entsprechendes Bild über die Verletzungsfolgen und können nicht ohne weiteres als Gradmesser für die Schmerzintensität gelten. Schwerverbrannte machen davon insofern eine Ausnahme, weil zur Reizstärke bestehende Beziehungen in der Flächenausdehnung und Tiefenwirkung des thermischen Hautschadens ihren sichtbaren Ausdruck finden. Es entspricht allgemeinen Erfahrungen, daß Leichtverletzte ihre Schmerzäußerung betont und laut von sich geben, so daß manchmal der Eindruck gewisser Überbewertungstendenzen besteht, während Schwerverletzte eher zurückhaltend sind. Eine Erklärung für die Dämpfung der Schmerzempfindung gibt die im Schock allgemein verringerte Ansprechbarkeit auf äußere Reize. Intensität und Dauer der Schmerzen sind immer subjektiv bezogen und individuell unterschiedlich. Sie bedürfen, soweit das an der Unfallstelle überhaupt erforderlich ist, einer Objektivierung durch den Untersuchungsbefund.

Starke Schmerzreize lösen eine sympathikotone Reaktion aus, die sich am Kreislauf als Zentralisation auswirkt. Zusätzliche Belastungen des Kreislaufes wiegen dann um so schwerer und bringen ihn nur allzu leicht an die Grenzen der Kompensationsfähigkeit. Auch das respiratorische System bleibt davon nicht verschont und reagiert auf schmerzhafte Atembewegungen bei Brustkorbverletzungen mit sicht- und meßbarer Hypoventilation. Außerdem begünstigt durch Schmerzen erschwertes Abhusten eine Retention von Sekreten in den Bronchien mit Einengung der respiratorischen Fläche.

Der unbestrittene Wert einer Schmerzlinderung als Erste Hilfeleistung darf jedoch nicht durch eine *allzu weitherzige* oder *gar kritiklose Ver-*

abreichung von *Medikamenten* herabgesetzt werden. Mit anderen Worten heißt das: *schmerzstillende Mittel sind nur angebracht, wenn sie dem Verletzten keinen weiteren Schaden zufügen.* Schmerzausschaltung ist keineswegs immer gleichbedeutend mit dem Griff zur betäubenden Injektionsspritze, sondern oft mit einfachen und doch zweckmäßigen Mitteln erreichbar. Bei Wunden und Frakturen beispielsweise bringt allein die Ruhigstellung der verletzten Gliedmaße durch sachgemäß angelegte Schienenverbände ausreichende Schmerzfreiheit.

Im ausgeprägten Schock müssen *subkutan* und *intramuskulär* applizierte Medikamente *wirkungslos bleiben, weil die periphere Strombahn eng und weitgehend abgeschaltet ist. Die Resorption erfolgt nur allmählich, so daß die Mittel lediglich in schwachen Konzentrationen zum Erfolgsorgan gelangen und unbemerkt verpuffen.* Sind Schmerzmittel indiziert, so werden sie grundsätzlich *auf intravenösem Wege verabfolgt, um schnelle Wirkung zu erzielen.* Von bewährten Medikamenten seien hier nur einige genannt: Dolantin S, Cliradon und Polamidon C. Der zuverlässigen analgetischen Wirkung ist es zuzuschreiben, daß Dolantin besonders gern angewandt wird. Seine Laevallorphan-Komponente vermindert den depressiven Einfluß auf das Atemzentrum ohne den analgetischen Effekt zu schmälern.

Beim Schädel-Hirn-Trauma kommt man gewöhnlich ohne Schmerzmittel aus, zumal der Bewußtlose schmerzunempfindlich ist. *Morphinderivate verbieten* sich *grundsätzlich* wegen der depressiven Beeinflussung des mehr oder weniger in Mitleidenschaft gezogenen Atemzentrums, so daß die Gefahr eines irreversiblen Atemstillstandes hierdurch nur noch vergrößert wird. Dieselben Einschränkungen gelten auch für stumpfe Bauchverletzungen. Alkaloide verwischen nämlich die Symptome, so daß die Diagnosestellung verzögert wird, bis deren Wirkung abgeklungen ist. Derartig leichtfertige Handlungsweise hat schon manchen Bauchverletzten in höchste Lebensgefahr gebracht, die man sonst hätte rechtzeitig abwenden können.

Das Trauma verursacht nicht allein organische Schäden und Schmerzen, sondern übt auch einen Einfluß auf die Psyche des Menschen aus. Darauf erfolgende Reaktionen hängen in besonderem Maße von der Persönlichkeit des Verletzten, seiner Konstitution und seinem Lebensalter ab. Angst vor Verkrüpplung, Furcht vor Invalidität und Sorge um den Verlust des Arbeitsplatzes und um die Familie kommen auf und stören das emotionelle Gleichgewicht mehr oder weniger *(Nigst)*. Derartige psychische Entgleisungen dürfen nicht einfach übergangen werden. Selbst wenn nur wenig Zeit dafür bleibt, können schnelle persönliche Kontaktaufnahme durch beruhigenden und tröstenden Zuspruch mithelfen, dem Verletzten das Angstgefühl zu nehmen. Es gehört zu guten Gewohnheiten und sollte auch so beibehalten werden, daß der Arzt dabei seine Hand auf die Stirn des Verletzten legt oder dessen Vorderarm erfaßt.

Zur Dämpfung schwerer psychischer Erregungen eignen sich am besten Phenothiazin-Derivate, wie Psyquil in Dosierung von 8—10 mmg.

SCHÄDEL-HIRN-TRAUMEN

Häufigkeit und Schweregrad der Hirnverletzungen haben besonders im Straßenverkehr, bei dem die kinetische Energie in verstärktem Maße Angriffspunkt auf den Menschen ist, eine so eminente Zunahme erfahren, daß etwa *jeder dritte Verletzte ein Schädel-Hirn-Trauma erleidet.*

Substantielle Hirnschäden sind therapeutisch nicht beeinflußbar und heilen unter gliöser Narbenbildung mit mehr oder weniger schweren Defekten aus. Einer Therapie zugängig sind dagegen posttraumatische Komplikationen — Atem- und Kreislaufstörungen sowie intrakranielle Hämatome — deren rechtzeitiges Erkennen für den weiteren Verlauf ausschlaggebend ist und durchaus lebensrettend sein kann. Entsprechende diagnostische Kenntnisse gehören deswegen ebenso wie die souveräne Beherrschung daraus ableitbarer therapeutischer Konsequenzen zum ärztlichen Rüstzeug bei Ausübung Erster Hilfe.

Die Auswirkungen der am Unfallort praktizierten modernen Hilfeleistungen beginnen nach *Tönnies* bereits Früchte zu tragen, da Schädel-Hirn-Verletzte heute häufiger und schneller als früher im Zustand des Komas, selbst bei Atemstillstand unter künstlicher Beatmung und noch vorhandener Kreislaufregulation, ins Krankenhaus gelangen.

Ohnehin bestehende diagnostische Schwierigkeiten gedeckter Hirnverletzungen werden durch gleichzeitige Koppelung mit Höhlen-, Stamm- und Gliedmaßenverletzungen sowie daraus erwachsenden Folgen, wie zentraler Fettembolie, noch vergrößert. *Alkoholintoxikationen* verstärken die diagnostische Unsicherheit zusätzlich, wenn es gilt, den Alkoholkonsum einerseits und das Trauma andererseits gegeneinander abzuwägen und sich ein Bild über die graduell unterschiedlichen Einflüsse zu verschaffen. Einleuchtend ist, daß der Foeter alcoholicus von der eigentlichen Ursache der Bewußtlosigkeit ablenken und somit eine verhängnisvolle Irrtumsmöglichkeit bilden kann.

Einteilung gedeckter Schädel-Hirnverletzungen

Theoretisch ist die Symptomatik der Commotio, Contusio und der Compressio cerebri allen Ärzten völlig geläufig. Dennoch hat selbst der Erfahrene oft Mühe, die für das therapeutische Verhalten wichtige Einordnung zu treffen, von der nicht selten das Leben des Verletzten abhängt.

Inzwischen hat die neue, von *Tönnies* und *Loew* vorgenommene Einteilung traumatischer Hirnschäden in drei verschiedene Schweregrade begonnen, sich durchzusetzen. Sie umfaßt allgemeine und lokale Reaktionen und schließt deren Reversibilität oder Irreversibilität in die Beurteilung ein. Der Hirnschaden I. Grades entspricht im wesentlichen der Commotio cerebri, stellt also eine funktionelle Störung mit flüchtigen Symptomen dar, die sich bis zum 4. Tag zurückbilden. Beim Hirnschaden II. Grades finden sich durch stärkeres Hirnödem oder kleine Blutungen zusätzliche Störungen, die innerhalb von drei Wochen abklingen. Nach der alten Nomenklatur handelt es sich um Grenzfälle, die etwa zwischen Commotio und Contusio einzureihen sind. Morphologisch faßbare Veränderungen kennzeichnen den Hirnschaden III. Grades. Er gleicht sich entweder nach Wochen und Monaten aus oder bleibt irreparabel. Therapeutisch und prognostisch wertvoll ist die jeweilige Eingruppierung erst retrospektiv an Hand der klinischen Rückbildungsdauer möglich, während sie für die Sofortbehandlung keine Bedeutung erlangt.

Pathophysiologie

Mit dem vitalen Problem der Sauerstoffversorgung des Hirngewebes zusammenhängende Fragen haben den Ausgangspunkt für neue pathophysiologische Untersuchungen gebildet, die noch nicht abgeschlossen sind. Ihre vorläufigen Ergebnisse hier aufzuzeigen, scheint aber begründet, um das Wissen über die speziellen Auswirkungen traumatischer Einflüsse des Hirns zu vervollständigen, das bei Erster Hilfe immer von Nutzen ist. Von *Frowein* angestellte systematische Untersuchungen galten der zentralen Atemstörung im akuten Stadium bei schweren Schädel-Hirn-Verletzungen. Wider Erwarten kam der Autor zu dem Ergebnis, daß viele Verletzte nach vorangegangener Freimachung der Atemwege pausenlos und regelmäßig, allerdings unökonomisch gesteigert atmeten. Die am häufigsten beobachtete Dysregulation des Kreislaufes entsprach in allen Punkten der *Zentralisationsphase des Schockes*. Kalte und blasse Haut, erhöhte Pulsfrequenz und normale Blutdruckwerte bei kleiner Blutdruckamplitude bilden die für dieses Stadium kennzeichnenden Merkmale. Infolge autoregulativer Verengung der peripheren Strombahnen wird die Blutzufuhr des lebenswichtigen Zentralorganes hierdurch aufrecht erhalten.

Welche Faktoren müssen im einzelnen für die unzulängliche, an der Hirnzelle Schaden stiftende Zirkulation verantwortlich gemacht werden? Während die Sauerstoffversorgung des arteriellen — aus der Karotis stammenden — und des venösen Hirnblutes — durch Punktion des Bulbus venae jugularis gewonnen — bei günstigen Verläufen annähernd normale Werte ergab, war der Sauerstoffdruck bei tödlichen Ausgängen bereits frühzeitig deutlich abgesunken. Bei lang anhaltender Bewußtlosigkeit beobachtete der Verfasser beträchtliche Anämien und zwar ohne sonstige stärkere Blutverluste der Verletzten mit dem Ergebnis einer Einbuße von Sauerstoffträgern des zum Hirn strömenden Blutes. Hinzu kommt eine im Serienangiogramm erkennbare Drosselung des Blutflusses in den Hirngefäßen durch intrakraniellen Druckanstieg. Hyperventilationen des Schwerverletzten führen zur respiratorischen Alkalose mit niedriger Kohlensäurespannung im arteriellen Blut und nachfolgender Konstriktion der Hirngefäße. *Schneider* und *Tönnies* sind der Meinung, daß sich die Aggregationen von Thrombo- und Erythrozyten mit Mikroembolien in analoger Weise auch im Hirnkreislauf auswirken. Hierdurch wird die Strömungsgeschwindigkeit verlangsamt, und es bilden sich Stasen, die den Sauerstoffaustausch an der Zelle erschweren. Zusammenfassend läßt sich sagen, daß Anämie, Hypokapnie, Zirkulationsminderung durch intrakranielle Drucksteigerung, Thrombozyten- und Erythrozyten-Aggregationen als multifaktorielles Geschehen den Sauerstoffdruck an der Hirnzelle unter physiologische Werte senken. Hypoxydose und Anoxämie als unausbleibliche Folgen lösen dann schwere metabolische Störungen aus, die ihrerseits zu irreversiblen Zellschäden führen. Die äußerst hohe Empfindlichkeit der Hirnzelle gegenüber Sauerstoffmangel unterstreicht mit aller Deutlichkeit die überragende Bedeutung des Zeitfaktors für die Erste Hilfe und schreibt den Weg schnellen Handelns vor.

Sofortmaßnahmen

Für Erstickungsprophylaxe und Reanimation bleiben, sofern sie erfolgreich sein sollen, nur wenige Minuten. So erklärt sich, daß alle primären Maßnahmen auf eine schnelle Sicherung der Sauerstoffzufuhr des Hirns ausgerichtet sein müssen, um nachfolgende Schäden in Grenzen zu halten bzw. überhaupt zu vermeiden. Dementsprechend gehen *Freimachung und Freihaltung der Atemwege sowie künstliche Beatmung immer voran.* Dennoch müssen wir uns der beschränkten therapeutischen Möglichkeiten einer freien, für die arterielle Sauerstoffsättigung ausreichenden Atmung bewußt sein, die allein noch keine Gewähr dafür bietet, daß tatsächlich adäquate Sauerstoffmengen an die Hirnzelle gelangen.

Dem Trauma unmittelbar folgender Herz- und Atemstillstand sind gewöhnlich vorübergehender Natur und währen nur wenige Sekunden. *Atemstörungen und Schock sind anfangs extra-zerebral bedingt* und beruhen auf *peripheren Ursachen,* es sei denn, daß sich bereits das terminale Stadium der medullären Kompression durch Kleinhirntamponade im Hinterhauptsloch mit weiten und lichtstarren Pupillen, erlöschenden Streckkrämpfen und aussetzender Atmung abzeichnet. Auch sofort auftretende zentrale Atemlähmungen nach schweren Kontusionen der Medulla und Verletzungen des oberen Halsmarkes bei Luxationsfrakturen sind therapeutisch kaum beeinflußbar.

Den Bewußtlosen bringt man in stabile Halbseitenlage und nutzt durch Tieflagerung des Kopfes die Erhöhung des Stromgefälles zum Hirn hin aus. Später wird die Kopflage mehr der Horizontalen genähert. Kehrt die Spontanatmung bei richtiger Kopflage und Kieferhaltung nicht von selbst zurück, dann wird zuerst nach *äußeren Störfaktoren* gefahndet und nach deren Beseitigung sofort künstlich beatmet. *Gleichzeitiges Anheben der Beine lenkt den Blutstrom zum Herzen und bessert so die akute Sauerstoffnot; das ist aber nur bei Rückenlage des Verletzten möglich.*

Früher gehegte Befürchtungen, daß Flüssigkeitszufuhren das Hirnödem beim kranio-zerebralen Trauma verschlimmern würden, haben sich als unzutreffend erwiesen, bzw. sind nach günstigen, mit der frühen Infusionstherapie gemachten Erfahrungen widerlegt worden. *Heute gehört der Flüssigkeitsersatz zum festen therapeutischen Bestandteil* der im akuten posttraumatischen Stadium gestörten Kreislauffunktion, die mit der Zentralisationsphase des Schockes nahezu identisch ist. Beim alleinigen Schädel-Hirn-Trauma ist eine Auffüllung des Kreislaufes an der Unfallstelle nur selten einmal vordringlich, vorausgesetzt, daß ein baldiger Abtransport des Verletzten in eine schnell erreichbare Klinik möglich ist. Dagegen ist die Indikation zur sofortigen Volumenauffüllung eher und häufiger bei Kombinationsverletzungen gegeben, um die verminderte Mikrozirkulation im Kapillarbereich des Hirnes schnell zu normalisieren. Alles Notwendige hierüber ist auf Seite 54 ausgeführt worden.

Wie lange sollen Wiederbelebungsversuche fortgesetzt bzw. wann können sie bei ausbleibendem Erfolg abgebrochen werden?

Selbst wenn sich die Hirnzirkulation nicht wieder erholt und damit der zerebrale Tod bereits eingetreten ist, können Herz- und Kreislauftätigkeit unter künstlicher Beatmung noch längere Zeit überdauern. *Unbeeinflußt bleibender Atemstillstand mit maximal weiten Pupillen* läßt keinen Zweifel darüber, daß der Tod inzwischen eingetreten ist. Alle Sicherheitsvorkehrungen sind mit sachgemäßer künstlicher Beatmung über 20 Minuten erfüllt, so daß die bis dahin erfolglosen Wiederbelebungsversuche bedenkenlos abgebrochen werden können.

Transport

Über die besondere Transportgefährdung des Bewußtlosen wurde bereits alles Wichtige auf Seite 19 gesagt. Fortlaufende Überwachung während der Fahrt durch eine in Erster Hilfe ausgebildete Begleitperson ist notwendig. Sie hat für richtige Kopflage und Halten des Unterkiefers zu sorgen, damit der Verletzte ungehindert atmen kann. Bei erloschener Spontanatmung darf die künstliche Beatmung während des Transportes nicht unterbrochen werden.

Schmerzmittel

Die Gewißheit, daß der Bewußtlose keine Schmerzen empfindet, rechtfertigt die äußerst *strenge Indikation* zur Verabreichung schmerzstillender Mittel. Dennoch wird dagegen häufig unbedacht verstoßen und zur Morphium-Spritze gegriffen, die eine bereits vorhandene Atemdepression so weit verschlimmern kann, daß sie dann nicht mehr rückbildungsfähig ist. In Anbetracht der gefährlichen Nebenwirkungen, und weil sich Injektionen von Schmerzmitteln im Stadium der Bewußtlosigkeit durch nichts begründen lassen, dürfte der *generelle Verzicht* darauf um so leichter fallen.

Bei Unruhe, Tonussteigerung, Krämpfen und Hyperventilation soll man Sedative geben, nicht aber bei Bewußtlosen mit schlaffem Tonus. Vorteilhaft ist es, gleich eine Infusion anzuschließen, damit Medikamente jederzeit injiziert werden können.

Intrakranielle Komplikationen

Die Entwicklung eines *epiduralen Hämatoms* stellt immer eine lebensgefährliche Komplikation dar und verläuft *nur in etwa 50 % der Fälle lehrbuchmäßig* mit einem kurzen oder längeren *freien Intervall* und typischer *sekundärer Bewußtlosigkeit* (Abb. 27). Zunehmende Bewußt-

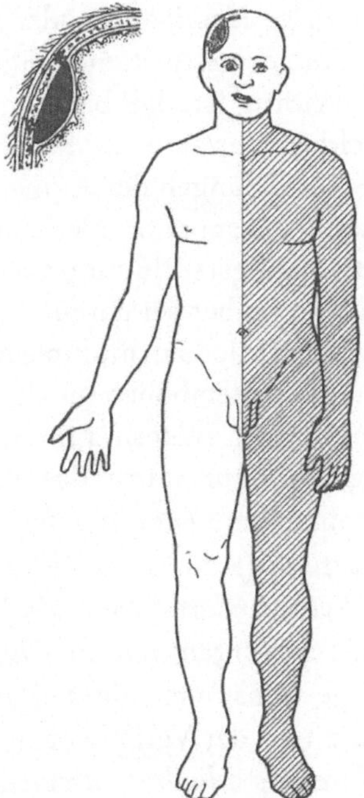

Abb. 27   Lehrbuchmäßige Symptomatik des epiduralen Hämatoms
1 Freies Intervall
2 Homolaterale Pupillenerweiterung
3 Kontralaterale Fazialisparese
4 Kontralaterale Hemiparese

seinstrübung oder Vertiefung einer primär traumatischen Bewußtseinsstörung künden die hochakute Gefahr an. Auf der Seite der Blutung wird zunächst die Pupille durch Kompression des N. oculomotorius weit und lichtstarr. Kurze Zeit später stellen sich Symptome einer Mittelhirnkompression mit Erweiterung und Lichtstarre der anderen Pupille ein, und es treten Streckkrämpfe auf. Atmung und Kreislauf, vom verlängerten Mark aus gesteuert, funktionieren in diesem Stadium noch normal. *Falls aber nicht binnen kurzer Zeit eingegriffen und die Raumverdrängung behoben wird, sind irreversible Zirkulationsstörungen im Mittelhirn die Folge.* Der Hirnstamm wird in Richtung auf das Hinterhauptsloch verschoben, die Kleinhirntonsillen weichen in den Spinalkanal aus, Kreislauf- und Atemtätigkeit brechen zusammen. Häufig wird die Diagnose durch eine *gleichseitige Hemiparese* oder *kontralaterale Pupillenerweiterung* erschwert. Im fortgeschrittenen Stadium sind meist beide Pupillen maximal weit. Wichtig ist, daß bei diagnostischen Erwägungen überhaupt an die zahlreichen Varianten *atypischer Verläufe* gedacht und danach gehandelt wird. Zerreißungen der A. meningea media oder eines Astes, des Sinus longitudinalis superior oder transversus, und die Frakturstelle selbst bilden die häufigste Blutungsquelle beim epiduralen Hämatom. Der Vollständigkeit halber sei darauf hingewiesen, daß örtliche Gewebszertrümmerung mit Hirnödem, multiple Blutungsherde, Hypoxydose, Gefäßthrombosen und Fettembolien im akuten Stadium nach Hirntraumen zu hämatomähnlichen Bildern führen, deren differentialdiagnostische Abgrenzung aber nur durch das Serienangiogramm bzw. durch operative Freilegung gelingt *(Tönnies* und *Mitarb.).*

■ *Sprechen klinischer Befund* (Abb. 27) *und Verlauf für ein epidurales Hämatom, dann bleibt keine andere Wahl, als für eiligen Transport in das nächste Krankenhaus zu sorgen, um die Chancen einer Probetrepanation zu nutzen.* Wenige versäumte Minuten können dabei lebensentscheidend sein, so daß die Last der Verantwortung des Helfenden um so schwerer wiegt. *Es ist durchaus erlaubt und vertretbar, jede sich bietende Gelegenheit für einen improvisierten schnellen Transport auszunutzen.* Falsch wäre es, wenn man sich in solcher Situation etwa an die Forderung eines sachgemäßen Transportes halten wollte. Während der Fahrt wird der Verletzte vom Arzt oder einer Begleitperson überwacht, die Kopf und Kiefer in richtiger Position hält.

Dezerebration mit starker motorischer Unruhe und Streckkrämpfen

Die Dauer des freien Intervalles schwankt von wenigen Minuten bis zu mehreren Tagen oder gar Wochen. Ist die Zeitspanne genau bekannt, so erlaubt sie Rückschlüsse auf die Art der intrakraniellen Blutung. Beim epiduralen Hämatom kann das Intervall sehr kurz sein und nur wenige Minuten betragen. Häufiger dauert es jedoch bis zu einer oder gar mehrere Stunden, seltener einige Tage. Wesentlich länger ist das freie Intervall dagegen beim subduralen Hämatom.

Von der *sekundären*, mit wechselnder Latenz nach dem Trauma einsetzenden *Dezerebration* durch ein epi- oder subdurales Hämatom oder Hirnödem werden *primäre Verläufe* mit analoger Symptomatik unterschieden. Bei prognostischer Beurteilung derartig schwerer, anfangs infaust erscheinender Hirnschäden ist insofern gewisse Zurückhaltung geboten, weil sich die Überlebenschancen und Restitutionsmöglichkeiten nicht annähernd abschätzen lassen. Zuletzt haben *Hubach* und *Poeck* auf das wechselvolle Syndrom der Dezerebration (Enthirnungsstarre) nach direkter Hirnstammschädigung als Ausdruck einer funktionellen Trennung von Hirnmantel und Hirnstamm hingewiesen und von mehreren Überlebenden ihres Krankengutes berichtet, die allerdings — bis auf eine Ausnahme — bleibende motorische oder psychische Ausfälle davontrugen. *J. Böhler, Frowein* u. a. sind bei solchen nahezu aussichtslos erscheinenden Hirnschäden aktiv vorgegangen und haben die Verletzten durch eine *intravenöse Pentothal-Narkose* aus dem lebensgefährlichen Zustand wieder herausgebracht, obwohl nach dem klinischen Bild mit Streckkrämpfen, Schnappatmung und Pupillenstarre kaum Überlebenschancen bestanden. *Schon an der Unfallstelle auftretende hochgradige motorische Unruhe oder Streckkrämpfe bedürfen einer medikamentösen Dämpfung durch Kurznarkose.* Wegen der Gefahr schwerer Störungen des Blutchemismus und der Hirndurchblutung sieht *Frowein* in der frühen Kurznarkose eine dringliche Maßnahme zur Normalisierung vegetativer Funktionen. Freie Atemwege sind dabei unerläßliche Voraussetzung.

Offene Schädel-Hirn-Verletzungen

Die prognostisch wichtige Differenzierung offener Schädel-Hirnverletzungen erfolgt erst bei operativer Versorgung in der Klinik. Es werden Verletzungen mit Wunden der Kopfschwarte, des Periostes und Brüchen der Schädelkapsel ohne Eröffnung des Innenraumes von solchen unterschieden, die die Hirnhäute und -substanz in Mitleidenschaft ziehen. Offene Verbindungen zum intrakraniellen Raum, sei es direkt oder indirekt auf dem Umweg über gleichzeitig eröffnete Nebenhöhlen, bringen ein zusätzliches, in der Infektion bestehendes Gefahrenmoment mit sich. Weil die traumatischen Kräfte häufig nur in begrenzten Bereichen angreifen, bleiben Hirnstamm und Medulla oblongata meist verschont, und die Verletzten sind gewöhnlich ansprechbar.

■ *Erste Hilfe beim offenen Schädel-Hirn-Trauma beschränkt sich aus sachgemäß anzulegende Notverbände mit Achtertouren um Stirn, Hinterkopf und Hals. Zirkuläre Kopfverbände lockern sich erfahrungsgemäß leicht und bieten daher keinen verläßlichen Wundschutz. Jeder Versuch, vorgefallenen Hirnbrei zurückzudrängen, verbietet sich, weil hierdurch Rückstauungen zu befürchten sind und auch das keimfreie Arbeiten an der Unfallstelle nicht gewährleistet ist. Mit der Hirnrinde in Kontakt gebrachtes Penicillin verursacht zerebrale Krampfanfälle (Bushe). Diese Auswirkungen sind ein Grund mehr, um mit der Applikation derartiger Medikamente in Puderform äußerst zurückhaltend zu sein. Bei Liquorfluß aus Nase oder Ohr sind sterile Verbände als Schutz gegen die Infektionsquellen der Außenwelt erforderlich. In gleicher Weise wird bei Blutaustritten verfahren, jede Tamponade unterbleibt besser. Von Extraktionsversuchen in das Schädelinnere eingedrungener und aus der Wunde herausragender Fremdkörper ist grundsätzlich abzusehen, weil sich dahinter gar nicht selten Gefäßverletzungen oder Abrisse großer Blutleiter verbergen.*

BRUSTKORBVERLETZUNGEN

Gemessen an der Gesamtzahl von Unfällen beträgt der Anteil von Thoraxverletzungen etwa 9 %. Ihre *hohe Frühmortalität* innerhalb der ersten 6 Stunden nach dem Unfall macht den Ernst der Prognose noch deutlicher. Häufig sind die traumatischen Kräfte massiv und treffen den Organismus flächenhaft, so daß gleichzeitig Kopf und Gliedmaßen Schaden leiden.

Wie die Verletzung auch beschaffen sein mag, ob sie den Weichteilmantel allein, das Brustskelett oder die intrathorakalen Organe, wie

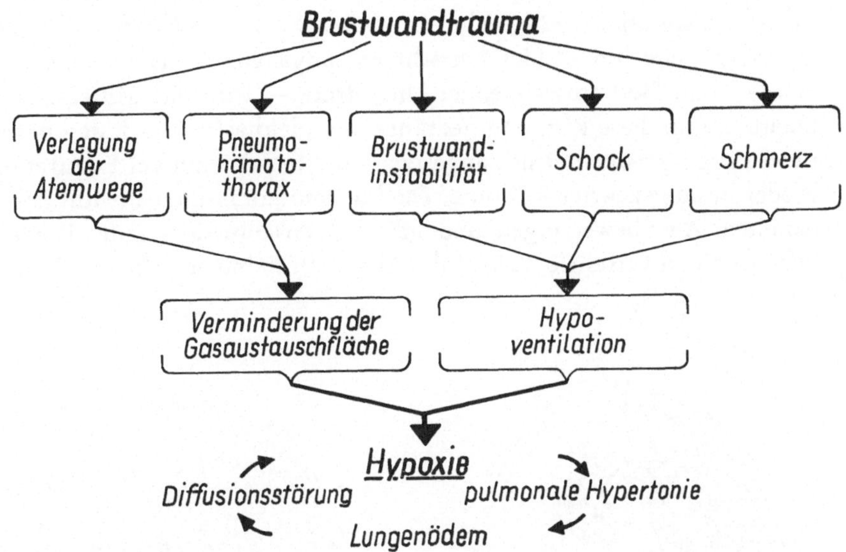

Abb. 28 Folgen pathophysiologischer Auswirkung bei Brustwandverletzungen (HOFERICHTER)

Herz, Lungen und Gefäße betrifft, immer steht die *Insuffizienz des kardiorespiratorischen Systems* ganz im Vordergrund. Schnelles Erfassen der Störmechanismen und ebenso schnelle Abhilfe sind notwendig, um die akute Gefahr abzuwenden.

Pneumothorax

Offene Thoraxverletzungen geben immer zu ernster Prognose Anlaß. Penetrierende Stich-, Schuß- oder Pfählungsverletzungen führen zum *außen offenen Pneumothorax*. Traumatische Defekte des Bronchialbaumes (Bronchusruptur) besitzen, wie die äußeren Wandverletzungen auch, in beiden Richtungen durchgängige Verbindungen mit der Außenwelt. Wir sprechen dann vom *innen offenen Pneumothorax*. Harmloser und deswegen für die Erste Hilfe weniger bedeutungsvoll ist der Pneumothorax durch Verletzung der Pleura visceralis und Alveolen bei Rippenfrakturen. In der nach außen oder innen offenen Pleurahöhle stellen sich atmosphärische Druckverhältnisse ein, die Lunge kollabiert und kann sich bei Inspiration nicht mehr entfalten. Durch das Druckgefälle zur gesunden Seite hin — hier herrscht ein physiologischer, zwischen —4 und —8 ccm H_2O schwankender Unterdruck — wird das Mittelfell bei Einatmung in diese Richtung gedrängt und gleichzeitig durch den negativen intrathorakalen Druck angesogen und bewegt sich bei Exspiration wieder in umgekehrter Richtung. Die Pneumothorax-Lunge macht dabei paradoxe Atembewegungen und gibt kohlensäurereiche Luft (Pendelluft) an die unversehrte Lunge ab (Abb. 29). Ständiges Hin- und Her-

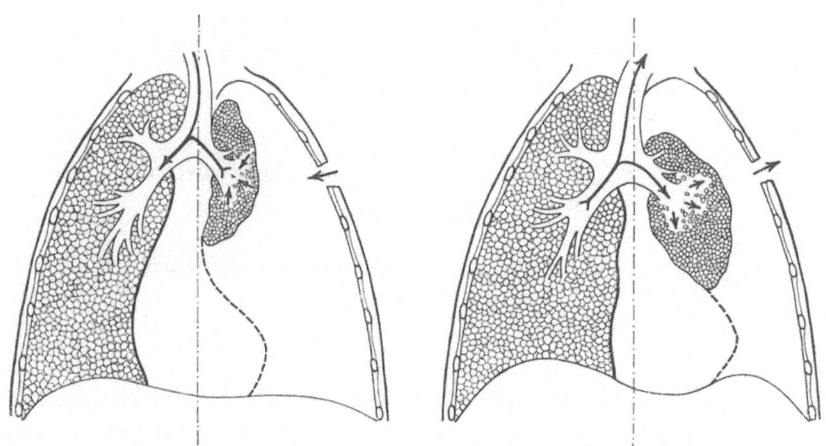

Abb. 29 links: Außen offener Pneumothorax, Inspirationsphase;
rechts: Exspiration, Weg der Pendelluft markiert

pendeln des Mittelfelles, ungenügende Belüftung der kollabierten Lunge und Luftbewegungen von einer Lunge in die andere gefährden Atmung und Kreislauf. Es kommt schließlich zu akuter Atemnot. Der Verletzte reagiert darauf mit Steigerung seiner Atemfrequenz, die das Mediastinalflattern noch verstärkt, das seinerseits den venösen Rückfluß zum Herzen verringert. In Wirklichkeit sind die pathophysiologischen Vorgänge mit Umkehr des Luftweges bei In- und Exspiration noch komplizierter, hier aber vereinfacht dargestellt. Atmungssynchrones Ein- und Ausstreichen der Luft durch die Wunde, Anstieg der Atemfrequenz, Zyanose, Blutdruckabfall und Beschleunigung des kleinen weichen Pulses sind die wichtigsten klinischen Merkmale des *offenen Pneumothorax.* Die *respiratorischen Auswirkungen* sind *um so schwerer, je größer die Öffnung in der Thoraxwand ist.* Als Faustregel gilt, daß der offene Pneumothorax akut gefährlich ist, wenn der Querschnitt der Brustkorbwunde größer ist als das Lumen der Luftröhre. Bei jungen, kräftigen Menschen wird die akute Gefahr häufig ohne Zutun gebannt, indem sich die Gewebsschichten der Brustkorbwand kulissenartig über den Wundkanal legen und diesen verschließen.

An der Unfallstelle durchzuführende *erste Maßnahmen bestehen in einem luftdichten Verschluß der Wunde mit dem Ziel, den offenen Pneumothorax in einen geschlossenen umzuwandeln.* Für kleine Wunden genügt ein Verband aus Mullplatten und Heftpflasterstreifen, dachziegelförmig übereinandergelegt. Großflächige Wunden stopft man mit Mullgaze oder Binden aus und beseitigt damit schlagartig das bedrohliche Mediastinalflattern. Sobald der Verband mit Blut durchtränkt ist, wird das Eindringen atmosphärischer Luft unterbunden, während bei vorhandenem Überdruck in der Pleurahöhle (innen offenem Pneumothorax) noch Luft nach außen entweichen kann. Eine feste, also in beiden Richtungen undurchlässige Tamponade birgt die Gefahr eines Spannungspneumothorax. Weiterhin sorgt man für *Lagerung auf die verletzte Seite,* die auch während des Transportes beibehalten wird. In besonders schwerwiegenden, hoffnungslos erscheinenden Fällen mit *breit klaffender Wunde dient der Müller'sche Handgriff als Notlösung.* Die Lunge wird mit der Hand oder einer Zange erfaßt und in die Brustkorbwunde vorgezogen, um die Bewegungen des Mittelfells damit auszuschalten. *Über Schock- und Schmerzbekämpfung siehe Seite 64 u. 70.*

Stich- und Schußwunden des Thorax sind entweder in selbstmörderischer Absicht beigebracht oder entstehen durch Mordversuch eines anderen Menschen. Erste Hilfeleistungen richten sich nach dem jeweiligen Befund. Penetrierende oder den Brustkorb perforierende Wunden sind luftdicht zu verschließen. Bei Pfählungsverletzungen richtet man sich nach den Anleitungen Seite 94.

Spannungspneumothorax

Der Spannungspneumothorax stellt die gefährlichste Form eines außen oder innen offenen Pneumothorax dar und führt, falls nicht sofort eingegriffen wird, rasch zum Tode. Seine *innere oder äußere Öffnung ist nur in einer Richtung durchgängig, so daß die Luft wohl in den Pleuraraum eindringt, der Rückstrom aber durch Lungen- oder Pleuraanteile versperrt wird,* die sich bei Exspiration vor die Öffnung legen und wie ein Ventilverschluß wirken. *Die unter Druck stehende Lunge kollabiert, das Mittelfell wird zur gesunden Seite verdrängt,* und die Venen des Kavasystems und Lungenkreislaufes werden durch den steigenden intrapleuralen Druck komprimiert. Die Diagnose ist klinisch zu stellen und gründet sich in erster Linie auf die *rasch fortschreitende Atemnot.* In Inspirationsstellung verharrend, zeigt die verletzte Brustkorbseite keine Atembewegungen. Hochsonorer Klopfschall und aufgehobene Atemgeräusche sind weitere untrügliche Zeichen. Auch die Belüftung der gesunden Lunge ist infolge der Kompression unzureichend. Mehr oder weniger prall gefüllte Halsvenen deuten auf eine Einflußstauung hin und vervollständigen das Gesamtbild. Baldige Entlastung ist notwendig, sonst tritt binnen kurzer Frist der Tod durch Blockierung des kleinen Kreislaufes ein. *Hilfe* ist um so dringlicher, je schneller sich die Symptome des Spannungspneumothorax entwickeln. Sie *erfolgt mit einer mittelstarken, in der vorderen Axillarlinie des 3. Interkostalraumes einzustechenden Flügelkanüle. Mit deutlich hörbarem Zischen entweicht dann die unter Überdruck stehende Luft. Am Kanülenkopf wird ein Gummifingerling befestigt, sein blindes Ende angeschnitten (Thiersch; Abb. 30) und damit der Ventilmechanismus einseitig unterbunden. Bei Exspiration kann die*

 Luft aus dem Brustraum abströmen, während der Weg der Außenluft

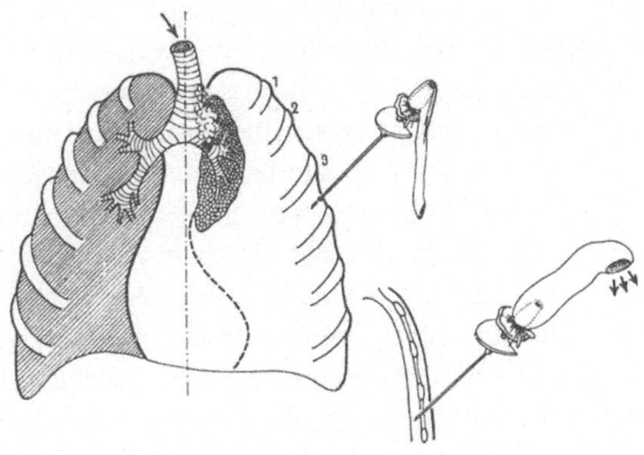

Abb. 30 Entlastung des Spannungspneumothorax durch Einstich in der vorderen Axillarlinie, entweichende Luft streckt den Fingerling

durch die angesogene Wand des Fingerlinges temporär unterbunden wird. Die Kanüle bleibt bis zur definitiven Versorgung des Verletzten in der Klinik liegen. Für den Transport sind Vorsichtsmaßnahmen einzuschalten, die Lage der Kanüle bzw. der sich rhythmisch ändernde Zustand des Gummifingerlinges ist ständig zu beobachten.

Mediastinalemphysem

Das Mediastinalemphysem bildet eine nicht allzu seltene Komplikation beim Spannungspneumothorax *(Nissen)*. Es beruht auf Luftansammlungen in den lockeren Gewebsspalten des Mittelfells, die auf verschiedenen Wegen eindringen oder in das Mediastinum hineingepreßt werden. Am häufigsten erfolgt der Übertritt von Luft bei Rippenbrüchen mit Pleuraverletzungen oder Rupturen und Abrissen der Trachea, bzw. eines Hauptbronchus. Offene Mittelfellverletzungen oder Zwerchfellzerreißungen mit gleichzeitiger Perforation des Darmes bilden nur selten Ausgangspunkt für ein Mediastinalemphysem. Das Vollbild mit seinen pathognomonischen Merkmalen ist so typisch, daß diagnostische Zweifel überhaupt **85** nicht aufkommen. In den Gewebsräumen breitet sich die Luft ungehindert aus und gelangt durch die obere Thoraxapertur zum Hals und schließlich zum Kopf. Kissenartige Luftansammlungen in diesen Bereichen, stark gedunsenes Gesicht, gequollene und verschlossene Augenlider zeichnen den Verletzten. Mit dem palpierenden Finger ist charakteristisches Knistern im Subkutangewebe nachweisbar. Breitet sich das Emphysem weiter aus, dann wird die kraniale Hohlvene komprimiert, und es entwickelt sich das Bild einer Einflußstauung mit praller Füllung der Halsvenen (Abb. 31 rechts). Von der Drucksteigerung werden letzten Endes auch die intrathorakalen Venen betroffen, so daß sich Symptome des Kreislaufzusammenbruches mit abfallendem arteriellem Blutdruck und kleinem flachem Puls hinzugesellen. Bei zunehmender Einflußstauung tritt, falls keine Hilfe kommt, der Tod ein.

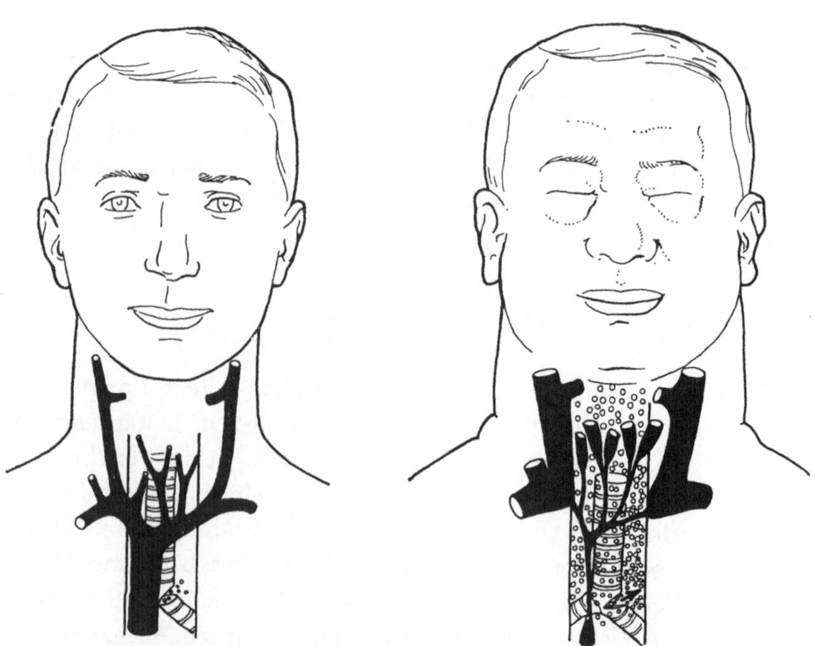

Abb. 31   links: Bronchusruptur, Luftaustritt in das Mediastinum;
rechts: Einflußstauung mit Emphysem des Halses und Gesichtes

Kollare Mediastinotomie

Wirksame, ja lebensrettende Hilfe verspricht allein die kollare Mediasti-notomie. Haut und Platysma werden dicht oberhalb des Jugulums in querer Richtung durchtrennt (Abb 32). In Fühlung mit der Rückfläche des Brustbeines dringt man mit dem Finger retrosternal in das obere Mediastinum vor und drängt die Gewebsschichten stumpf auseinander. Blutiger, mit Luftblasen vermischter Schaum entweicht und bringt sofortige Erleichterung. Bleibt sie aus oder nimmt das Emphysem gar zu, dann muß der Entschluß zur Tracheotomie schnell gefaßt werden. Hierdurch wird einmal der Totraum bei der Atmung verkleinert und zum anderen das Sauerstoffangebot zur verbleibenden Atemfläche erhöht. Gleichzeitig stellt die Tracheotomie auch ein Sicherheitsventil des Tracheo-Bronchialbaumes dar, das unter Umgehung des Glottiskrampfes den endobronchialen Druck herabsetzt, so daß die Abwanderung von Luft in die breit offene Brustfellhöhle oder ins Zellgewebe des Mediastinums sichtlich geringer wird (E. Ahrer).

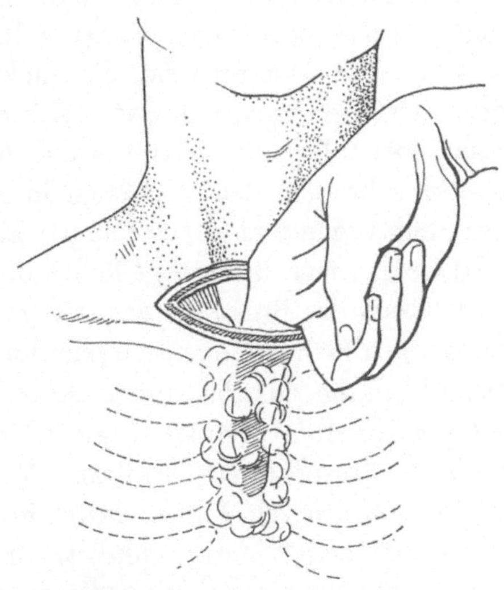

Abb. 32   Kollare Mediastinotomie 1—2 cm oberhalb des Jugulums

Die kollare Mediastinotomie ist technisch leicht und birgt keine Gefahren, wenn man sich streng an den vorgeschriebenen Weg hält. *Ein
gleichzeitig bestehender Spannungspneumothorax muß selbstverständlich angegangen und durch Druckentlastung beseitigt werden.*

Rippen- und Brustbeinfrakturen

Knöcherne Wandverletzungen entstehen durch Aufschlag des Brustkorbes auf Lenkrad oder Steuersäule, Einklemmen zwischen Fahrzeugen
oder Puffern und gehen mit Störungen der Atemmechanik einher, die
bedrohliche Ausmaße annehmen können. Am häufigsten sind die Rippen
beteiligt, und zwar in Form von Serien- oder Stückbrüchen. Wir sprechen
von Serienbrüchen, wenn mindestens drei Rippen der gleichen Seite ge-
brochen sind, bei multiplen Frakturen derselben Rippe von Stückbrüchen.
Bei Stückbrüchen mehrerer benachbarter Rippen — sie spielen sich in der
Regel dorsal und am Übergang zum knorpligen Bereich ab — werden die
betroffenen Wandanteile aus ihren Verbindungen herausgelöst und sind
so mobil, daß sie den Atemexkursionen des Brustkorbes nicht mehr folgen können. Der instabile Wandabschnitt bewegt sich bei der Inspiration
nach innen und wird während des Exspiriums nach auswärts gedrängt.
Dieser, als *Brustwandflattern* bezeichnete Vorgang hat eine *paradoxe
Atmung* zur Folge (Abb. 33). Während sich die intakte Brustkorbseite
beim Einatmen erweitert, verringert sich das Volumen der verletzten
Seite. Unzulängliche Sauerstoffzufuhr einerseits und Anreicherung von
Kohlensäure andererseits bringen den Verletzten in Atemnot, die bei
vorgeschädigtem Atmungsorgan und altersbedingter Einschränkung der
Atembreite um so schwerer wiegt. Beidseitige Reihenbrüche im sternalen
Abschnitt der Rippen lösen das Brustbein aus seinem Verband heraus
und führen zu gleichartigen Erscheinungen mit paradoxer Atmung.

*An der Unfallstelle kann die Ausschaltung paradoxer Atembewegun-
gen nur behelfsmäßig durch Anbringen eines festen Verbandes und Lagerung auf die verletzte Brustkorbseite erfolgen. Bessere Möglichkeit
zur Stabilisierung der frakturierten Rippen bietet die Intubation mit
künstlicher Belüftung der Lunge durch einphasische Überdruckbeatmung. Für Schock- und Schmerzbekämpfung gelten sinngemäß die Empfehlungen auf Seite 64 u. 70.*

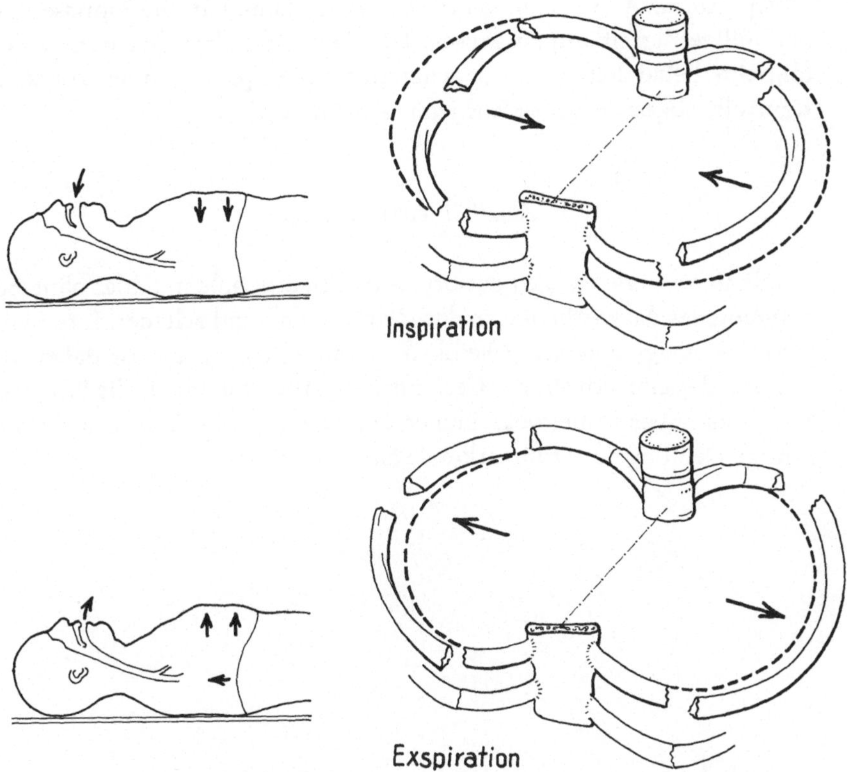

Abb. 33   Paradoxe Atembewegungen bei Verletzungen der knöchernen Brustwand
(Stück- und Serienbrüche der Rippen)

Hämatothorax

Schock und Schmerz beherrschen auch das klinische Bild des Hämato-
thorax. Hierbei kann das primäre Tun nur auf einen baldigen Transport
in die Klinik ausgerichtet sein. Ist dieser schnell durchführbar, dann wird
man den einen oder anderen Menschen durch Thorakotomie mit Verschluß der Blutungsquelle durch Naht retten können. *Ahrer* hat unter
317 Obduktionen nach Unfällen bei 154 Verletzten wesentliche Blutansammlungen im Brustkorb beobachtet, die durchweg aus großen Ge-

fäßen (Aorta, A. V. pulmonales, V. cava) stammten, die Einrisse oder gar völlige Zerreißung aufwiesen. Für sie kommt aber, von wenigen erfolgreich Behandelten und sogenannten Spätrupturen unter klinischer Kontrolle abgesehen, meistens jede Hilfe zu spät.

Zweihöhlenverletzungen

Kombinierte Verletzungen der Brust- und Bauchhöhle mit oder ohne Beteiligung des dazwischenliegenden Zwerchfelles sind seltener. Ihre Symptomatik hängt von der jeweiligen Organverletzung ab, ist daher variabel und ergibt sich aus der Gesamtschau. Alles kommt, da die Prognose stets ernst, aber keineswegs immer ungünstig ist, auf die schnelle und richtige Deutung der Frühmerkmale an.

STUMPFES BAUCHTRAUMA

Für die Prognose stumpfer Bauchverletzungen sind Diagnose- und Indikationsstellung zur Operation von lebensentscheidender Bedeutung. Früher im Vordergrund stehende isolierte Organverletzungen des Bauchraumes sind wesentlich seltener geworden. Zahlenmäßig überwiegen heute gleichzeitige Verletzungen mehrerer intraabdomineller Organe in Kombination mit Schädel- und Brustkorbtraumen, Verletzungen des Harntraktes und der Gliedmaßen. Unter diesem Blickwinkel betrachtet, erscheint die *relativ hoch anmutende Mortalitätsziffer von 25 bis 30 %* in einem völlig anderen Licht, und zwar um so mehr, wenn man bedenkt, daß die Sterblichkeit vor 30 Jahren noch bei ca. 50 % lag.

Lenken Art, Wucht und Richtung einwirkender Kräfte den Verdacht auf eine intraabdominelle Verletzung, dann begnügt man sich mit der Vermutungsdiagnose. Vorausgegangene komplexe und mehrphasige Gewalteinwirkungen erschweren häufig eine Rekonstruktion des Unfallherganges. *Wichtig ist, daß überhaupt an eine intraabdominelle Verletzung gedacht wird.* Klinische Untersuchungen sind an der Unfallstelle *völlig überflüssig* und verleiten in der Anfangsphase eher zu falschen Schlüssen, bevor alarmierende Bauchsymptome nachweisbar sind. *Verletzungen* der parenchymatösen Organe, *Leber und Milz*, liegen weit *an der Spitze* und sind wegen damit verbundener Lebensgefahr entsprechend einzuschätzen. *Perforationen des Dünn- und Dickdarmes*, intraperitoneale *Blasenrupturen* und Verletzungen der *Bauchspeicheldrüse* machen nur einen *kleineren Anteil* aus und führen in der Regel nicht zu akuter Lebensbedrohung. Zu den stumpfen Bauchverletzungen zählen auch traumatische Zwerchfellhernien, die oft erst später röntgenologisch aufgedeckt werden.

Soforthilfe beim alleinigen stumpfen Bauchtrauma beschränkt sich auf richtige Lagerung, Schockprophylaxe und -therapie sowie einen gut organisierten Transport. Einfache Maßnahmen — Hochlagern und straffes Umwickeln der Beine — tragen zur Stabilisierung einer bedrohlichen Schocksituation bei. In Verbindung mit einem Hirnschaden stehende Bauchtraumen erfordern primär solche Hilfe, die sich auf Freimachung der Atemwege und Sorge für entsprechende Luftzufuhr konzentriert. *Große Zurückhaltung ist bei Verabreichung schmerzstillender Mittel*

■ *geboten. Alkaloide verbieten sich überhaupt.* Sie verschleiern nämlich den Bauchbefund und machen dem Chirurgen die Aufgabe nur unnötig schwer, dem das Abwägen der Indikation zum operativen Eingreifen häufig große Mühe bereitet.

Offene Bauchverletzungen sind in Friedenszeiten relativ selten und *werden an der Unfallstelle mit einem sterilen Verband versehen.* Für Pfählungsverletzungen gelten die Ausführungen Seite 94.

■ Von der generellen Forderung eines weitgehend ungefährdeten Abtransportes muß jedoch hin und wieder abgewichen werden, wenn der intraabdominelle Blutverlust schnell zunimmt, der Kreislauf ins Stadium der Dekompensation gerät, die nächste Klinik aber in wenigen Minuten erreichbar ist. Nur derartigen, äußerst glücklichen Umständen ist es zuzuschreiben, daß mehrere von uns behandelte Verletzte am Leben blieben. Massive Milz- oder Leberblutungen konnten durch schnelle Laparotomie als letzten Ausweg unter Kontrolle gebracht und dann der Kreislauf wieder aufgefüllt werden. Es handelte sich um Kombinationsverletzungen mit Mehrfachfrakturen, deren extravasale Blutverluste recht erheblich waren und den Volumenmangel durch intraabdominelle Blutung noch vergrößerten.

WUNDEN

Jeder Versuch einer genauen Differenzierung der Wunde hat an der Unfallstelle zu unterbleiben. Es genügt völlig, sich grobe Übersicht zu verschaffen und eine Blutung auszuschließen. Von mehr oder weniger kunstvollen Verbänden ist abzusehen, sie erfordern nur unnötigen Zeitaufwand. *Immer ist eine provisorische Wundabdeckung ausreichend*, um die mit Keimen behaftete Wunde vor weiteren Verunreinigungen zu schützen. Dieser Forderung wird auf einfache und doch zweckmäßige Weise allein mit einem *sterilen Verband* Genüge getan. Sachgemäße Anordnung des Verbandes ist notwendig, damit er während des Transportes nicht verrutscht oder sich gar vollständig ablöst. Hierzu benötigtes Material wird in verschieden großen Päckchen geliefert und gehört zur Ausrüstung des Arztes. Vorschriftsmäßiges Aufreißen der Päckchen — die sterilen Mullagen dürfen dabei nicht berührt werden — bewahrt die Wunde vor zusätzlichen Keimen der helfenden Hand. In die Binde eingewebte Mullstreifen sind so anzubringen, daß die Wundfläche in ganzer Ausdehnung bedeckt ist. Von dieser, optimalen Bedingungen am nächsten kommenden Regel wird aus unersichtlichen Gründen häufig abgewichen, und die Wunden werden durch *Puder, Gelpräparate* oder *Salben verschmiert* und dem Chirurgen damit die Aufgabe der definitiven Wundversorgung unnötig erschwert.

Über die lokale Wirkung antibiotischer Mittel in Puder- und Salbenform sei hier nur so viel gesagt, daß sich daran geknüpfte Erwartungen nicht bestätigt und wir keinen überzeugenden Einfluß auf den Heilverlauf gesehen haben. Auch im Zeitalter der Antibiotika haben die alten Richtlinien der Ausschneidung des Wundrandes und -grundes unbestreitbar ihre volle Gültigkeit. Allerdings wird die von *Friedrich* geforderte Einhaltung der 8-Stunden-Grenze heute nicht mehr so streng befolgt, ohne die Gefahr einer Sekundärheilung fürchten zu müssen. Vielmehr bringt die *aufgeschobene Primärversorgung (Georg)* — 1 bis 3 Tage später — Vorteile in mancher Hinsicht mit sich. So kann die Versorgung in der Klinik ohne feste Bindung an zeitliche Grenzen vor sich gehen und bei schwer zu beherrschendem Schock bedenkenlos hinausgeschoben werden, bis die Kreislaufverhältnisse völlig ausgeglichen sind. Während die Demarkation von noch lebensfähigem und davitalisiertem Gewebe anfangs nur schwer auszumachen ist, zeichnen sich deren Grenzen Stunden oder Tage später besser ab. Bis zur globalen Versorgung der verletzten Gliedmaße läßt man in der Regel ein bis zwei Tage verstreichen. Maßgebend für Festlegung des Operationstermines ist *die jeweilige, täglich zu kontrollierende* Beschaffenheit der Wunde. Unter »globaler

Versorgung« versteht der Franzose *Iselin* die Wiederherstellung aller verletzten Gewebsschichten — Knochen, Sehnen, Nerven, Muskeln und Haut — in einem Operationsgang. Dabei erzielte Funktionsergebnisse sind oft besser als nach primären und sekundären, auf mehrere Sitzungen zu verteilende Wiederherstellungsoperationen. Vorbereitende Maßnahmen bestehen in einer mechanischen Säuberung der Wunde und ihrer Nachbarschaft mit Wasser und Seife. Anschließend werden sterile, mit einer antiseptischen Lösung (1%ige quarternäre Ammoniumbase) getränkte Verbände angelegt und sofort antibiotische Mittel parenteral verabfolgt. Mit dieser von *Iselin* empfohlenen Behandlungsmethode wird therapeutisches Neuland beschritten, das geeignet ist, die althergebrachten Prinzipien primärer Wundexzision ins Wanken zu bringen. Weitere Vorteile sind darin zu sehen, daß beispielsweise Verletzte mit schweren Handschäden nach Stabilisierung des Schockes später noch in solche Kliniken verlegt werden können, wo dieser spezielle Sektor besonders gepflegt wird. Obwohl diese Methode noch keineswegs Allgemeingut der Chirurgen ist, sondern eben begonnen hat sich durchzusetzen, sollten wesentliche Grundzüge ihrer praktischen Durchführung im Zusammenhang mit der provisorischen Wundabdeckung an der Unfallstelle aufgezeigt werden.

In die Wunde eingedrungene und mit einem Ende herausragende *Fremdkörper* — abgesprengte Werkzeug- und Metallstücke, Phähle, Holzteile u. a. m. — dürfen keinesfalls an Ort und Stelle extrahiert werden. Das geschieht erst auf dem Operationstisch unter Wahrung aller notwendigen Vorsichtsmaßnahmen, die insbesondere im Hinblick auf eine Höhlen- oder Gefäßverletzung einzuhalten sind. Durch den Fremdkörper wird dem Chirurgen der Weg für die immer notwendige Revision tiefer Gewebsschichten gewiesen. Es hängt von Masse und Geschwindigkeit ab, ob Pfähle *(Pfählungsverletzungen)* oder andere Gegenstände in den Körper eindringen, ihn gar durchdringen und damit schwere Organschäden hervorrufen. Der Transport derartig Schwerverletzter sollte stets unter Aufsicht erfolgen.

Bißwunden

Tierische und menschliche Bißwunden sind wegen ihrer erhöhten primären Keimbesiedlung besonders gefährlich. Bei Bissen durch einheimische Schlangen (Kreuzottern) wird »Abschnüren« der Gliedmaße, zentral von der Wunde empfohlen, um den venösen Blutstrom und damit auch die Toxinresorption zu drosseln. Das volkstümliche Aussaugen der Wunde ist auch heute noch üblich, setzt aber eine intakte Mundschleimhaut des Helfers voraus. Durch Ruhigstellung des verletzten Gliedes wird der Einstrom des Giftes in den Kreislauf verzögert und durch lokale Unterkühlung über 24 Stunden, so stellt man es sich jedenfalls vor, die Diffusion gehemmt und gleichzeitig der Abbau des Giftes im unmittelbaren Bißbereich beschleunigt. Weil die Wirkung dieser unspezifischen Therapievorschläge äußerst unzuverlässig ist, sollten sie, um alle Möglichkeiten auszuschöpfen, gleichzeitig zur Durchführung gelangen. Die Prognose verschlechtert sich, sobald die stets notwendige *Verabreichung von polyvalentem Schlangenserum* erst später, nach Überschreiten der 4-Stunden-Grenze, zum Zuge kommt.

Insektenstiche

Bienen- und Wespenstiche, im allgemeinen ungefährlich, lösen unterschiedliche Reaktionen mit ödematöser Schwellung aus, die sich gewöhnlich von selbst zurückbilden. Ernste Zwischenfälle oder gar tödliche Verläufe beruhen entweder auf massiver Giftzufuhr durch zahlreiche Stiche oder auf einem Glottis- und Pharynxödem durch Stiche in den Mund. Für tragische Ausgänge ist meist angeborene oder erworbene Überempfindlichkeit anzuschuldigen, *der Tod tritt innerhalb einer Stunde im toxisch-allergischen Schock ein. Zur Sofortbehandlung empfiehlt Gülzow intravenöse Kalziumgaben, parenterale Verabfolgung von Antiallergika und Prednisolon i. v.* (bzw. gleichwertige Kortikoid-Präparate). Sofortige Klinikeinweisung ist immer notwendig. Selten einmal erreicht *die ödematöse Schwellung der Schleimhäute des Rachens und Kehlkopfes solche Ausmaße, daß die Luftpassage gänzlich unterbunden wird und der Mensch zu ersticken droht. Hierbei bringt allein die sofortige Tracheotomie Hilfe.*

Verätzungen

Verätzungen durch Chemikalien erreichen alle Schweregrade. Säuren verursachen Koagulationsnekrosen, während Laugen Kolliquationsnekrosen hervorrufen, indem das Alkali mit den Eiweißstoffen des Gewebes Verbindungen eingeht. Die unmittelbare Therapie bei ätzenden, auf Haut oder Schleimhaut einwirkenden Stoffen besteht in einer Abschwächung der Konzentration des jeweiligen Mittels durch ausgiebiges Abspritzen und Abspülen unter fließendem kalten Wasser. Schnell und lange genug durchgeführt, sind die lokalen Schädigungsmöglichkeiten, aber auch die Gefahren resorptiver Intoxikationen gering, die viel größer sind als allgemein angenommen wird. Neutralisierende Maßnahmen mit Zusätzen schwacher Säuren (Essig, Zitronensaft und Borsäure) oder Alkalien (Bikarbonat, Milch und Magnesia usta) zur Spülflüssigkeit sind bei der Hautreinigung zweitrangiger Natur, aber bei weniger wasserlöslichen Verbindungen angebracht. Es bedarf keiner besonderen Begründung, daß sich die Anwendung stärkerer Säuren bzw. Alkalien als Antidot verbieten.

Flußsäureverätzungen sind wegen ihres protrahierten Verlaufs, ihrer Flächen- und Tiefenausdehnung und unerträglichen Schmerzen äußerst heimtückisch. Infolge ihrer Lipoid-Löslichkeit dringen die Flußsäuremoleküle durch die intakte Hornhaut in tiefere Schichten ein und fällen das Gewebs- und Zellkalzium aus. Als Erstmaßnahme ist steriles Abdecken der verätzten Körperstellen ausreichend. An das sofortige Um- und Unterspritzen von Kalzium-Glukonat oder Kortikoid-Derivaten geknüpfte Erwartungen haben sich nach unseren Kontrolluntersuchungen nicht erfüllt.

Arterielle Blutungen stellen zweifellos ein dramatisches Geschehen dar, das zu schnellem und besonnenem Handeln zwingt. Daß lebensbedrohliche oder gar tödlich verlaufende Blutungen bei weitem nicht so häufig sind, wie allgemein angenommen wird, bestätigen unsere Erfahrungen bei einer großen Zahl alltäglich zu versorgender Verletzungen und entspricht den Beobachtungen bei Einsätzen am Unfallort, die von der Hamburger Chirurgischen Universitätsklinik 1956 durchgeführt wurden *(Ewerwahn)*. Meistens kommt die arterielle Blutung — am rhythmischen Strom und an der hellroten Beschaffenheit des Blutes erkennbar — ohne besonderes Zutun binnen kurzer Zeit durch Retraktion der in reichem Maße mit elastischen Elementen ausgestatteten Gefäßwand zum Stillstand. Die Gefahr einer Verblutung ist bei Gefäßverletzungen in peripheren Gliedabschnitten gering zu veranschlagen, sie wächst bei *Zerreißung groß-kalibriger Arterien in Stammnähe* und ist bei *Einrissen in diesen Berei-chen am größten.* Blutungen aus kleinen Gefäßstämmen sind leicht zu beherrschen, indem die *Extremität angehoben* und die Wunde mit einem *Kompressionsverband* versehen wird (Abb. 34). Auf den durchbluteten ersten Verband legt man elastisches Polstermaterial, das entweder aus mehreren Mullplatten, einem Verbandpäckchen, zusammengerolltem Dreiecktuch oder Schaumgummistreifen besteht, und wickelt es mit straf-

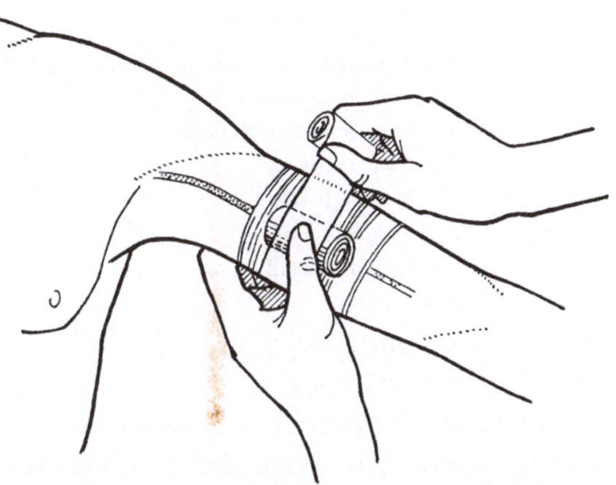

Abb. 34   Anlegen eines Druckverbandes

fen Bindentouren an. Wirksamer Bestandteil des Verbandes sind die Druckkräfte der festen Bindenzüge über dem aufgelegten Material.

Ernster und schwieriger ist die Situation bei Verletzungen der Aa. carotis, subclavia sowie der A. brachialis in Achselhöhle und der A. fermoralis in der Schenkelbeuge (Abb. 35). Derartige Gefäßverletzungen

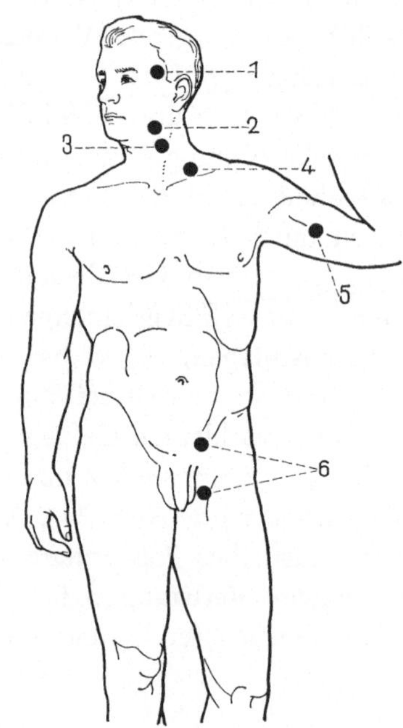

Abb. 35 Wichtige Blutungsquellen des Stammes und der Gliedmaßen
1 A. temporalis
2 A. submandibularis
3 A. carotis
4 A. subclavia
5 A. brachialis
6 A. femoralis

haben wir am Arm nach Sturz durch ein Glasdach und häufiger am Oberschenkel bei Fleischern beobachtet, die sich mit dem abgeglittenen Messer tiefe Schnittwunden beigebracht hatten. Es hieße ungenutzte Zeit verstreichen lassen, wollte man etwa die zurückgeschlüpften Gefäßstümpfe aufsuchen. In der Wunde kommt das Gefäßrohr bei partieller

Kontinuitätstrennung eher zu Gesicht. Mit kräftigem Druck wird die geballte Faust in die Achselhöhle oder Schenkelbeuge gestemmt und so der Blutstrom zunächst unterbunden. Unter Beachtung der topographischen Verhältnisse wird dann, ohne Hast und Eile, zur *digitalen Kompression übergegangen, die zuverlässiger ist.* Man scheue sich nicht davor, *bei Blutungen in unmittelbarer Stammnähe notfalls in die Wunde zu fassen.* Dabei aufzuwendende Druckkräfte müssen immer *in Richtung auf den als Widerlager dienenden Knochen ansetzen.* Das Abdrücken des proximalen *Karotisstammes* geschieht mit dem Daumen gegen die Halswirbelsäule (Abb. 36). Bei *Subklaviablutungen* erfolgt die Kompression von der oberen Schlüsselbeingrube her, indem das Gefäß nach hinten unten an die erste Rippe gepreßt wird (Abb. 37). Die *A. brachialis* wird

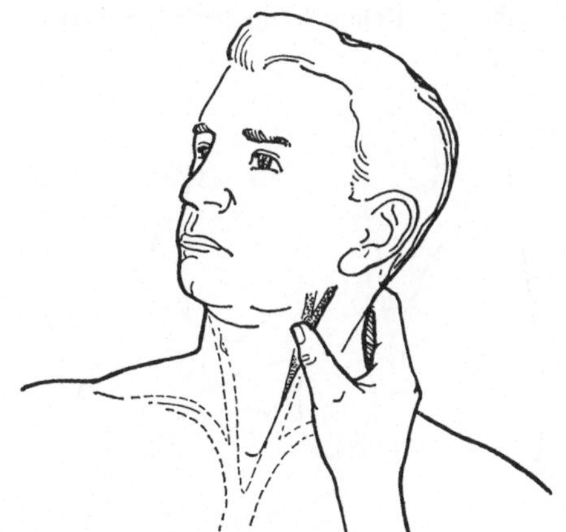

Abb. 36   Digitale Kompression der A. carotis

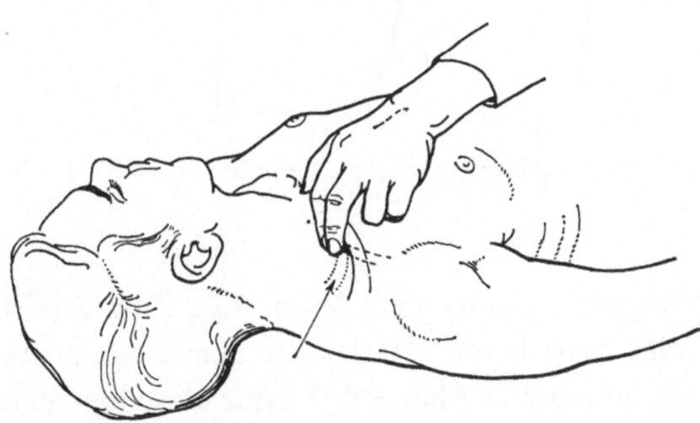

Abb. 37   Manuelles Abdrücken der A. subclavia (↗)

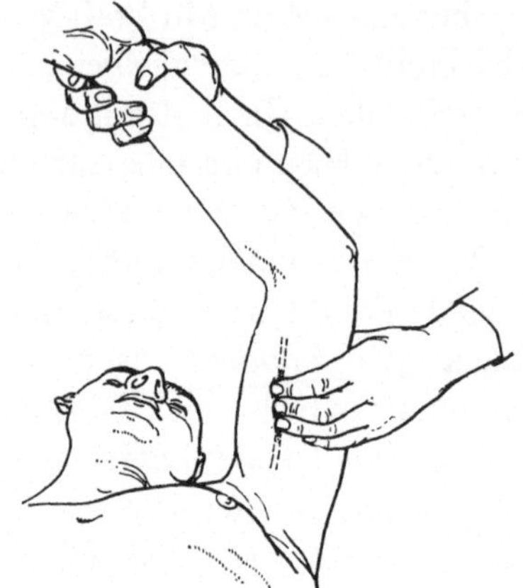

Abb. 38   Kompression der A. brachialis

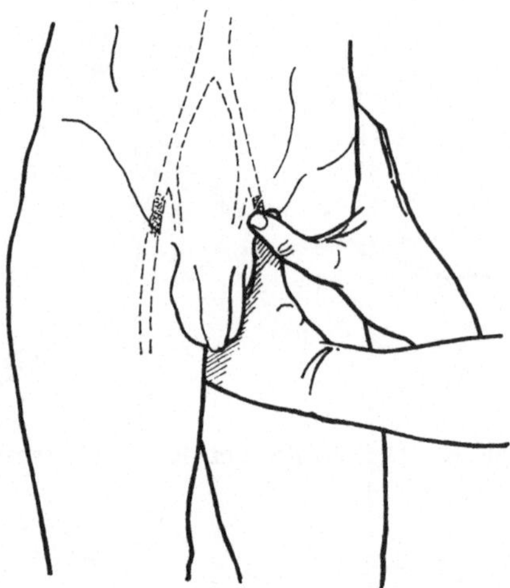

Abb. 39   Beidhändiges Abdrücken der A. femoralis in Höhe des Leistenbandes

mit den Fingerkuppen komprimiert (Abb. 38). Zum Abdrücken der *A. femoralis* benötigt man beide Hände, die den Oberschenkel unterhalb der Leistenbeuge umfassen (Abb. 39). Es gilt als selbstverständlich, daß die Kompression bis zur operativen Blutstillung, also auch während des

Transportes, beibehalten wird. Erlahmen Kraft und Ausdauer des Helfers, dann ist Ablösung durch eine zweite Hilfsperson notwendig.

Das früher übliche »*Abschnüren*« verletzter Schlagadern *mit Hilfe eines Gummischlauches* bzw. einer Gummibinde oder eines *Arterienabbinders* sollte *endgültig aufgegeben* werden, weil man sie erfahrungsgemäß nicht so straff anzieht, daß der arterielle Zufluß sicher unterbunden wird. Unsachgemäßes Abschnüren unterbricht lediglich den venösen Rückfluß, so daß eine Stauung im strangulierten Gliedabschnitt entsteht, durch die der Blutverlust während des Transportes eher verstärkt wird. Von der Unzweckmäßigkeit solcher Handlungsweise können wir uns immer wieder an Hand von großen Blutlachen auf der Trage oder im Unfallwagen überzeugen. Sobald Schlauch oder Binden gelöst sind, hört die Blutung auf. Selbst kurzdauernde Abschnürungen hinterlassen nicht selten unliebsame Lähmungen großer Nervenstämme. Weil derartige, von ungeübter Hand angelegte Hilfsmittel, insbesondere Arterienabbinder, dem Verletzten in mehrfacher Hinsicht Schaden zufügen können, sind ihrer Anwendung enge Grenzen gesetzt. Ein vorsorgliches Anlegen bei jeder schweren Gliedmaßenverletzung — in der Befürchtung, daß sich der Gefäßspasmus lösen und eine verzögerte Blutung einsetzen könne — halten wir jedoch nicht für angebracht, da diese Gefahr auch während des Transportes äußerst gering ist.

Über das selten vorkommende *pulsierende Hämatom* sei nur gesagt, daß es bei Stich- und Schußwunden auftritt. Infolge Verwerfung der durchtrennten Gewebsschichten kann das arterielle Blut nicht nach außen dringen und sammelt sich unter der Haut bzw. in tiefer liegenden Räumen an.

Blutungen aus *Venen* und Varixknoten erfolgen im Strahl und versiegen, sobald die Extremität angehoben und ein Druckverband angelegt ist. Gefahren durch Ansaugen von Luft sind bei Gefäßverletzungen der Gliedmaßen kaum, dagegen eher bei Venenzerreißungen im Halsbereich zu befürchten.

GESICHTS- UND KIEFERVERLETZUNGEN

Ausgedehnte Weichteilwunden des Gesichtes und Kieferbrüche *behindern die Atmung* zusätzlich *durch Blutung und konsekutive Schwellung.* Trümmerbrüche der Kiefer können als mechanisches Hindernis wirken und dem Zurücksinken der Zunge Vorschub leisten. Das trifft in besonderem Maße für doppelseitige Kinnfrakturen zu. Diese Gefahr ist jedoch leicht abwendbar, indem das ausgesprengte Mittelstück behelfsmäßig reponiert und nach vorn gezogen wird.

Um sich bei derartigen Verletzungen vor ernsten Zwischenfällen zu schützen, sucht man die Mundhöhle vorsorglich mit dem Finger nach Knochenstücken, ausgebrochenen Zähnen und Prothesen ab. Ausgeschlagene Zähne werden dem Verletzten mitgegeben, da sie sich oft wieder implantieren lassen. Auch zerbrochene Zahnprothesen werden aufbewahrt und können manchmal noch zur Schienung von Brüchen im zahnlosen oder mangelhaft bezahnten Ober- und Unterkiefer Verwendung finden.

Klaffende Weichteilwunden werden mit Hilfe des Verbandes adaptiert und Stützverbände zur provisorischen Schienung von Kieferfrakturen angelegt.

Bei *stärkerer Blutung* aus der Mundhöhle *transportiert* man den *ansprechbaren Verletzten besser in Bauch- oder Knie-Ellenbogen-Lage unter Freilassung des Gesichtes,* verschafft damit dem Blut freien Abfluß nach außen und schaltet die Aspirationsgefahr aus.

AUGENVERLETZUNGEN

In unseren Bereichen ist etwa jede fünfte Erblindung Folge einer vorangegangenen Verletzung. Daran sind in ganz besonderem Maße Verletzungen durch Glas der Windschutzscheibe *(Müller,* Jens, *Junghannss* u. a.) beteiligt und führen in 37 % zu einseitiger und in 4 % zur beidseitigen Erblindung. Sie entstehen in der zweiten Phase des Frontalzusammenstoßes, wenn der Schädel gegen die Windschutzscheibe oder den Rahmen derselben prallt. Wir unterscheiden oberflächliche, stumpfe und durchbohrende Verletzungen des Bulbus sowie Verätzungen und Verbrennungen. Für die Erste Hilfe weniger bedeutungsvoll sind traumatische Schäden der Lider, Tränenwege, Augenmuskeln und Orbita.

Verletzungen durch Einflug von Fremdkörpern haben zahlenmäßig das Übergewicht. Lichtscheu, dauerndes Zukneifen der Lider und Tränenfluß lenken den Verdacht auf Fremdkörpereinsprengung. Zur genauen Inspektion gehört das Umwenden des Oberlides über einem Streichholz, mit welchem man den Rand des Tarsus nach unten drückt. Zur Entfernung von Fremdmaterial benutzt man den Zipfel einer Mullplatte, eines Taschentuches oder zusammengedrehte Watte. In den Bindehautsack gelangte Fremdkörper werden durch den verstärkten Tränenfluß meistens von selbst ausgeschwemmt, auf der Hornhaut haftende entfernt besser der Augenarzt. Ebenso gehören perforierende Verletzungen durch Metall- und Glassplitter oder spitze Gegenstände (Schere, Messer, Nadel) so schnell wie möglich in die Hand des Ophthalmologen. Untrügliche Zeichen dafür sind klaffende Wunden der Horn- oder Lederhaut und vorfallendes Irisgewebe mit Austritt von fadenziehendem Glaskörperinhalt. In solchen Fällen beschränkt sich der Nichtfacharzt auf das Anlegen eines sterilen Verbandes.

Verätzungen des Auges durch Kalk, Säuren und Laugen sind immer ernst und bedürfen sofortiger Hilfe, um den Schaden möglichst klein zu halten. *Sie hat in ausgiebiger Spülung und mechanischer Reinigung des Bindehautsackes mit Wasser zu bestehen.* Ist eine Spritze verfügbar, benutzt man diese zum Spülen, führt ihren Ansatz in die Lidspalte ein und schiebt ihn bis in die obere und untere Übergangsfalte vor. Ätzende Partikel werden mit feuchter Watte herausgewischt und dabei das Oberlid umgestülpt. *Wo die Gefahr einer Augenverätzung überhaupt besteht,* **103** sollten Leitungswasser und Neutralisationsstoffe im Arbeitsraum verfügbar sein.

Bei Verbrennungen wird in gleicher Weise vorgegangen und mit Wasser gespült, leicht erreichbare Fremdkörper sind sofort zu entfernen.

OHRENVERLETZUNGEN

Isolierte Verletzungen spielen sich meist an der Ohrmuschel ab. Bei Abdeckung von Wunden hält man sich an die allgemein gültigen Vorschriften und schließt das ganze Ohr in einen Verband mit Bindentouren um Stirn und Unterkiefer ein. Sinngemäß wird auch bei Blut- oder Liquorfluß aus dem äußeren Gehörgang nach Schädelbasisbrüchen verfahren. Damit ist die Eintrittspforte vor Keimen der Außenwelt genügend geschützt.

Abgerissene Ohranteile gibt man dem Verletzten mit. Sie können, wie abgetrennte Nasenspitzen auch, häufig mit Erfolg replantiert werden.

FRAKTUREN UND LUXATIONEN

Für Erste Hilfe bei Frakturen und Luxationen sind alte und bewährte Richtlinien maßgebend, die auch dem Laienhelfer in Lehrgängen des Roten Kreuzes beigebracht werden. Grundsätzlich Neues ist nicht hinzugekommen, so daß mit einer *sachgemäßen Schienung der gebrochenen Gliedmaße für den Transport* alles Erforderliche getan ist.

Weil der Nachweis sicherer Bruchzeichen — Krepitation und abnorme Beweglichkeit — unnötige Schmerzen auslöst, die eine schon bedrohliche Schocksituation verschlimmern, *verbieten sich alle einer genauen diagnostischen Klärung dienenden Untersuchungen.* Sprechen die klinischen, sich allein auf die Inspektion gründenden Symptome — Schwellung und Achsenknickung — für eine Fraktur, dann begnügt man sich mit der Vermutungsdiagnose und schient die Fraktur unter Einbeziehung der beiden benachbarten Gelenke. Das Anlegen des Schienenverbandes erfolgt ohne Entkleidung (Kleider dienen als Polsterung); die Schienung darf keine zusätzlichen Schmerzen bereiten. Durch dosierten Zug am peripheren und Gegenzug am proximalen Frakturende kann man diesen Momenten einer schonenden und weitgehend schmerzfreien Lagerung und Immobilisierung Rechnung tragen. *Stärkere Verschiebung gleicht man vorsichtig aus* und legt die Fraktur so zurecht, daß die Gliedachse annähernd gewahrt ist. Das ist um so eher notwendig, wenn sich bereits Zirkulationsstörungen im Bruchgebiet mit starker Gewebsspannung und blasser Verfärbung der Haut anbahnen oder gar eine Durchspießung der Hautdecke droht. Hierdurch lassen sich sonst unvermeidbare Hautnekrosen meist noch rechtzeitig abwenden. Für die Belange des Transportes ist eine *grobe Korrektur der Fehlstellung immer ausreichend.* Darüber hinausgehende Einrichtungsversuche mit dem Ziel einer exakten anatomischen Bruchposition unterbleiben besser, zumal sie ohne vorherige Röntgenaufnahme den Schaden durch Einklemmung von Gefäßen, Nerven u. a. eher vergrößern können. Auf die Verbandtechnik ist besondere Sorgfalt zu verwenden, damit die Forderung einer *transportgerechten Schienung der Fraktur* erfüllt und auch gewährleistet ist, daß sich *die Bruchenden während des Transportes nicht verschieben oder gar die Haut perforieren.* Wir erleben es nämlich hin und wieder, daß ursprünglich geschlossene Brüche durch unsachgemäße Schienung in eine

offene Fraktur umgewandelt werden. Derartige, durchaus vermeidbare Komplikationen bringen für den Verletzten zusätzliche Infektionsgefahren mit sich. Kommt es zur Osteomyelitis, dann sind langwierige Eiterungen unausbleiblich, die häufig mehrere Operationen mit monate- oder gar jahrelangem Krankenlager erfordern. Obwohl deswegen notwendige Amputationen im Zeitalter der Antibiotika zahlenmäßig zurückgegangen sind, haben die Behandlungsprobleme der traumatischen Osteomyelitis nicht an Bedeutung verloren.

Bei *offenen Brüchen* ist grundsätzlich von *jedem Repositionsmanöver abzusehen*, weil hierdurch Keime in tiefere Gewebsschichten gelangen können, die eine Infektion begünstigen. Man beläßt also die offen liegenden Bruchenden in ihrer ursprünglichen Lage und erleichtert damit dem Operateur die Aufgabe der Wundausschneidung, mechanischen Säuberung der Knochenenden und Beurteilung von Nerven- und Gefäßverletzungen. Immer steht zuerst die *Wunde im Vordergrund*. Sie bedarf des sofortigen Schutzes durch einen *sterilen Verband*, Lagerung und Schienung der Gliedmaße schließen sich an.

Ausgesprengte, am Boden liegende Knochenstücke gibt man dem Verletzten mit, um die Chancen einer Replantation zu nutzen. Das gilt in gleicher Weise für abgerissene Gliedmaßen, die zur Wunddeckung benötigte Haut liefern. Knochen und Nerven werden in der Klinik unter sterilen Kautelen herauspräpariert, in Kühltruhen aufbewahrt und eignen sich zur Auto- und Homoiotransplantation.

Schienenmaterial

Kramer- und *Volkmann*-Schienen sowie der *Petitsche* Blechstiefel werden auch heute noch zur Frakturschienung verwandt. Sie erfüllen allerdings nicht mehr alle derzeitigen Anforderungen hinsichtlich Strahlendurchlässigkeit, Sauberhaltung, einfacher Handhabung und Wirtschaftlichkeit, so daß neues Schienenmaterial auf den Markt gelangt ist, das sich bereits bewährt hat. Hierzu gehört die *Ender-Geyer*-Schiene aus 3 Leichtmetallbändern, die durch ein angenietetes Segeltuch fest verbunden sind. Nach auswärts rechtwinklig abgebogen, werden die Schienenteile durch *eine Flügelmutter* gehalten und umfassen das Bein wie ein

Stiefel. Die Vorzüge der Strahlendurchlässigkeit (das gilt auch für die *Phade*-Schiene und *Jobst-Jet*-Bandage aus Plastikmaterial) ersparen dem Verletzten besondere Vorbereitungen für die Röntgenaufnahme und damit auch Schmerzen. Abdrücke auf den Röntgenbildern durch den Luftmantel müssen allerdings in Kauf genommen werden. (Das ist ein gewisser Mangel für die spätere Auswertung und Veröffentlichung von Röntgenbildern.) In Österreich hat sich die *Bofors*-Winkel-Schiene aus gerippter Pappe mit einem Riegelverschluß aus Sperrholz und abwaschbarem Zellophanüberzug durchgesetzt. Das Anlegen setzt keine Kenntnisse in der Verbandlehre voraus. Zweifellos ist auch die leichte Säuberung von Wert. Es bleibt abzuwarten, ob die Vorzüge von Schienen aus Plastikmaterial (First Aid-Bandagen) praktischen Bedürfnissen am nächsten kommen und sich deswegen werden einbürgern können. Die leichte Biegbarkeit der *Kramer*-Schienen macht man sich gern zunutze, ihre Nachteile liegen in der notwendigen Polsterung und deren möglicher blutigen Durchtränkung. Spazierstöcke und Zaunlatten können notfalls als Behelf dienen.

Spezielle Fraktur-Schienung

Für Brüche des Schlüsselbeines, Schulterblattes und Oberarmkopfes genügt als provisorischer Verband ein Dreiecktuch, in das der Arm gelagert wird. Zwei Zipfel des Tuches werden in den Nacken geführt und miteinander verknotet, während das noch freie Ende über den Ellenbogen gezogen und mit einer Sicherheitsnadel am Tuch oder Rockärmel befestigt wird (Abb. 40). Falls notwendig, kann man sich auch mit einem Schal oder einer breiten Binde behelfen.

Beim Oberarmschaft-, Ellenbogengelenk- und Vorderarmbruch ist eine exakte Ruhigstellung anzustreben. Die Schiene wird den jeweiligen Erfordernissen entsprechend zurechtgebogen. Erfahrungsgemäß ist eine Lagerung des Ellenbogens in annähernd rechtwinkliger Position für den Transport am günstigsten.

Bei Brüchen der Handwurzel, Mittelhand und Finger kommt man mit einfacher Sperrholzschiene oder Armtragetuch aus.

Oberschenkelschaftbrüche bedürfen einer besonders verläßlichen Immobilisierung durch überlange, vom Fuß bis in die Achselhöhle reichen-

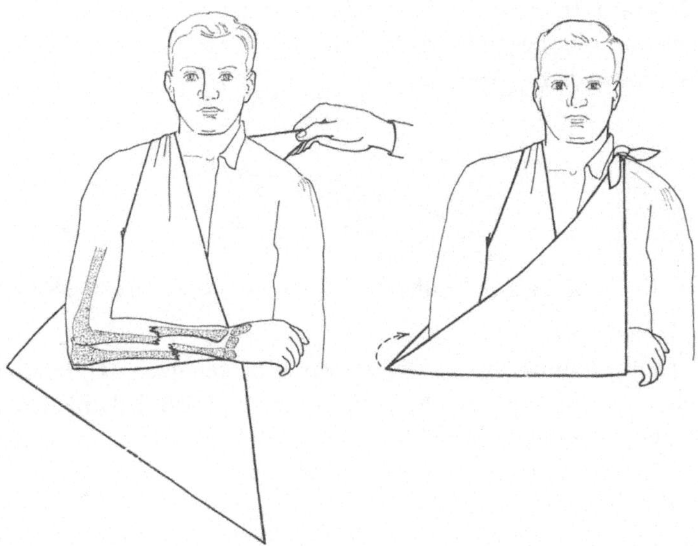

Abb. 40   Notverband beim Vorderarmbruch. Verknotung der Zipfel

den Schienen, die außenseitig angelegt und am Bein mit Dreiecktüchern befestigt werden. Sind genügend Schienen vorhanden, dann wird eine zweite beugeseitig, schließlich eine dritte am Innenrand des Fußes angebracht. Mehr und mehr setzt sich auch hierbei die Transportschiene als vielseitig verwendbares Berge- und Transportgerät finnischer Konstruktion durch (Abb. 41). Ihre Bestandteile sind Sperrholzleisten, Pappe und

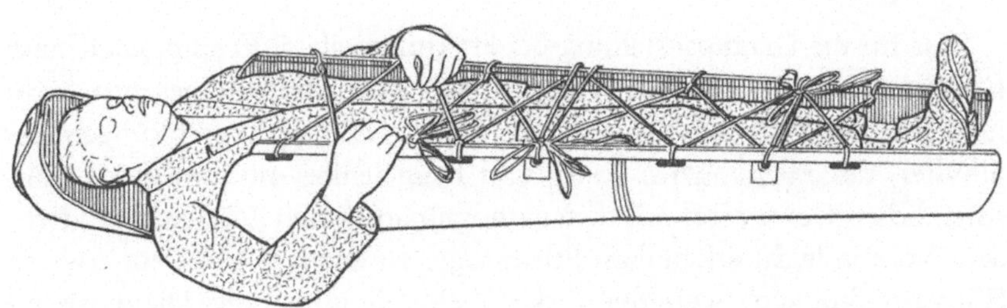

Abb. 41   Vielseitig verwendbare BOFORS-Transportschiene für Wirbelsäulen-, Becken- und Oberschenkelbrüche

einige Schnüre. In äußerster Not kann man das verletzte Bein mit Dreiecktüchern an das gesunde festbinden, das dann gleichsam als behelfsmäßige Schiene dient (Abb. 42).

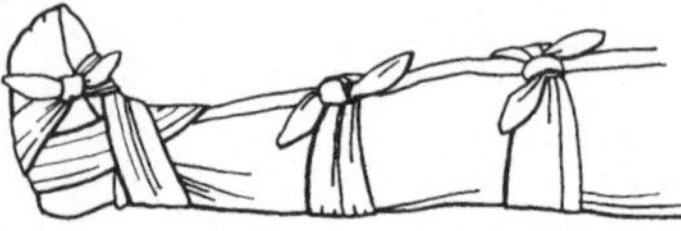

Abb. 42   Behelfsmäßige Fixation des gebrochenen Beines am gesunden Bein

Zur Ruhigstellung des gebrochenen Kniegelenkes, Unterschenkels
und Fußes eignen sich sowohl Drahtleiter- und Winkelschienen (Abb.
43) als auch der *Petitsche* Stiefel. Auf gute Polsterung zur Verhütung
von Druckschäden soll man immer bedacht sein.

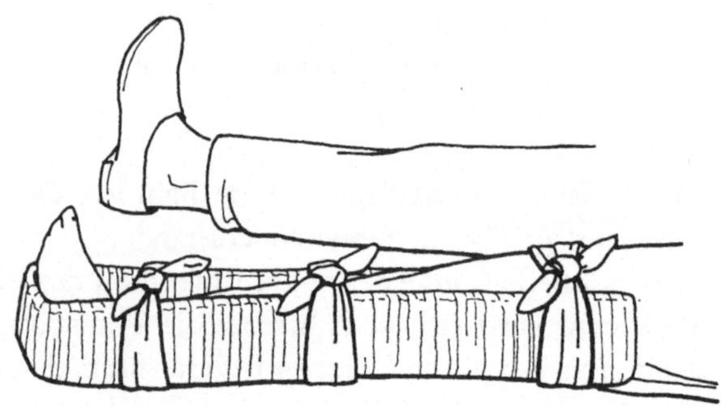

Abb. 43   Schienenverband für Unterschenkelbruch

Was für die Diagnosestellung bei Frakturen gilt, trifft sinngemäß auch
für *Luxationen* zu. Sie fällt, von wenigen Ausnahmen abgesehen, nicht
in den Aufgabenbereich der Ersten Hilfe. Häufige Verrenkungen der
Schulter, des Ellenbogens, Knie- und Fußgelenkes sind an der augen-
scheinlichen Deformität mit dem pathognomonischen Zeichen der federn-
den Fixation leicht erkennbar. Schwieriger ist dagegen die Deutung von
Hüftverrenkungen, weil der dicke Weichteilmantel die Diagnose erschwert. Eine genaue diagnostische Klärung zum Ausschluß oder zur Be-
110 stätigung gleichzeitig bestehender knöcherner Verletzungen bringt al-

lein das Röntgenbild. Verrenkungen sind häufig mit Frakturen oder peripheren Lähmungen verbunden, *so daß man jegliches Repositionsmanöver schon aus Gründen der eigenen Sicherheit besser unterläßt.* Nicht selten werden nämlich in der Eile übersehene Nervenschäden später unberechtigterweise der Reposition zur Last gelegt und daraus Regreßansprüche mit allen unliebsamen Konsequenzen für den Arzt hergeleitet. Jeder Versuch, bei Verrenkungen großer Gelenke einen Schienenverband anzubringen, scheitert am pathologisch fixierten Gliedabschnitt. Man richtet sein Augenmerk allein auf zweckmäßige Lagerung der abstehenden Extremität und unterstützt das in Fehlstellung verharrende Gelenk für den Transport mit Decken. Nur unter bestimmten Voraussetzungen — falls längere Zeit bis zum Abtransport vergeht, oder der Verletzte starke Schmerzen hat — kann der erfahrene Arzt ausnahmsweise die Einrichtung an der Unfallstelle vornehmen. Das gelingt bei Finger- und Zehenluxationen und ebenso bei Schulterverrenkungen (habituellen) meistens ohne Narkose.

Fettembolien bilden hinsichtlich der Gefährlichkeit nicht zu unterschätzende Komplikationen bei Trümmer- und Mehrfachbrüchen, schweren Weichteilkontusionen und Thoraxverletzungen *(Ahrer)*. Als konkurrierende Todesursache sind sie zweifellos bedeutungsvoll, fallen aber als alleiniges, zum Tode führendes Leiden zahlenmäßig nicht ins Gewicht.

Klinisch werden zerebrale und pulmonale Formen unterschieden, die sich innerhalb einer Frist von wenigen Minuten bis einigen Tagen entwickeln. Selbst wenn die Verletzten eine initiale Fetteinschwemmung in die Lungen mit akuter Belastung von Herz und kleinem Kreislauf überstehen, sind sie der Gefahr noch nicht entronnen. Es drohen nunmehr sekundäre Schäden der Nieren, an denen sich der Ausgang entscheidet *(Kaulbach)*. Spezifische, auf eine Fettembolie hinweisende Symptome sind nicht bekannt, so daß die Diagnose im Anfangsstadium wegen sich überdeckender Erscheinungen von anderen Organschäden her (Hirn) äußerst schwierig ist.

Über die *Pathogenese* der Fettembolie herrschen teilweise divergierende Auffassungen. Den Deutungen als embolisches Geschehen stehen biochemische Erklärungsversuche — Lipasefermentstörungen bzw. Fermententgleisungen — gegenüber. Nach *Fuchsig* bilden *Volumenmangel und Schock* sowie *Fettembolie eine pathophysiologische Einheit*. Das letzte Glied in der Beweiskette haben nach Meinung von F. Biopsien erbracht, die *Schlack* durchgeführt hat. Unmittelbar im Anschluß an das Trauma fand sich stets Fett in den Lungenkapillaren Schwerverletzter.

Vorsorge bei der Fettembolie zu treffen, heißt, sofortige Schockbekämpfung einleiten und den Volumenmangel mit Plasmaexpandern ausgleichen. Durch adäquaten Volumenersatz beim Schock verliert die Fettembolie als Todesursache an Bedeutung, insbesondere lasse sich deren Auftreten nach freiem Intervall verhindern *(Zuckfick)*. *Jede einzelne Fraktur ist mit einem sachgemäßen Schienenverband zu versehen*. Ruhigstellung und Schienung sind nicht allein aus mechanischen, sondern auch aus biologischen Rücksichten notwendig. So versorgte Frakturen lassen keine schmerzbedingte Verschlimmerung des Schocks aufkommen, die ihrerseits eine Fettembolie klinisch manifest werden läßt.

Knöcherne Verletzungen der Wirbelsäule — Frakturen und Luxationen — entstehen durch mittelbare oder übertragene stumpfe Gewalteinwirkung, die mit Verbiegung oder Hyperextension einhergeht, haben aber durchweg gute Heilungschancen. Kombinationen mit Höhlen- und Gliedmaßenverletzungen, deren Symptome anfangs das klinische Bild beherrschen können, sind häufig, während die Wirbelfraktur manchmal verborgen bleibt und erst später aufgedeckt wird. Wesentlich *ernster ist dagegen die Prognose bei traumatischen Schäden des Rückenmarkes.* Sie sind, gemessen an der Gesamtzahl der Unfälle, selten, doch ist eine Zunahme bei Verkehrsunfällen in den letzten Jahren unverkennbar. Bisherige pathogenetische Deutungen gingen davon aus, daß die substantielle Schädigung des Rückenmarks allein für motorische Lähmungen und sensible Ausfälle verantwortlich sei. Diese Vorstellungen sind nach neuen Untersuchungen von *D. Tönnies* nicht mehr haltbar, der den vasalen Faktoren mit Mangeldurchblutung größere ursächliche Bedeutung beimißt als den morphologisch faßbaren Schäden. Damit hat die oft beobachtete Diskrepanz zwischen Ausmaß und Schweregrad der knöchernen Verletzung einerseits und neurologischen Störungen andererseits eine überzeugende Erklärung gefunden. Erstrebenswertes *Behandlungsziel* wäre eine *schnelle Beseitigung von Druckkräften*, die nicht allein auf die Rückenmarkssubstanz, sondern auch auf ihre Gefäßversorgung einwirken.

Der ansprechbare, über Nacken- oder Rückenschmerzen klagende Verletzte wird uns den Weg zur Diagnose weisen, während eine komplette Querschnittslähmung in der Regel auf Anhieb erkennbar ist. Beim Bewußtlosen dagegen fehlt jeder subjektive Hinweis oder objektive Anhaltspunkt, so daß der Verdacht auf eine Wirbelsäulen- oder gar Rükkenmarksverletzung zunächst bestehen bleibt. Deswegen soll, soweit das überhaupt möglich ist, bei *Bergung, Lagerung* und *Transport* die notwendige Vorsicht walten, um *jede Achsenverdrehung oder -abknickung zu vermeiden.* In Rückenlage belassen, ist der Bewußtlose durch Aspiration und Verlegung der Luftwege durch den Zungengrund bedroht, Gefahren, die durch Reklination des Kopfes und manuelle Fixierung des *Unterkiefers abwendbar sind.* Um der Wahrscheinlichkeit einer Halswirbelsäulenverletzung Rechnung zu tragen, würde sich eine extreme Lordosierung verbieten, die jedoch unerläßliche Voraussetzung für eine freie Luftzufuhr ist. Dennoch wird man sich anfangs immer um die weit häufigeren Gefahrenmomente, hauptsächlich die drohende Erstickung, kümmern. Eine so weitgehende Rücksichtnahme *(Comarr)*, jeden Bewußtlosen wie einen Wirbelsäulenverletzten zu lagern und zu transportieren, ist mit den praktischen Erfordernissen Erster Hilfe nicht immer vereinbar. Zweifellos sind Lagerung und Transport des Verletzten in Nullhaltung der Wirbelsäule (Abb. 4) nahezu gefahrlos und deswegen anzustreben. Hält man sich vor Augen, daß ein partiell geschädigtes Rückenmark durch Verschiebung oder Verlagerung der Bruchstücke völlig abgequetscht werden kann und daß damit das Schicksal des Menschen, soweit es seine Motorik und Sensibilität betrifft, besiegelt ist, dann erscheint die *Mahnung zu äußerster Vorsicht* bei Bergung, Lagerung und Transport hinreichend begründet. *Das gilt uneingeschränkt auch für alle Wirbelbrüche ohne neurologische Ausfälle,* um zusätzliche Schäden zu verhüten. Sofern keine zwingende Notwendigkeit für einen baldigen Lagewechsel — etwa auf verkehrsreicher Straße — besteht, läßt man den Verletzten bis zum Eintreffen des Krankenwagens auf dem Rücken bzw. Bauch liegen. Sind mehrere Helfer zur Stelle, wird der in Bauchlage befindliche Verletzte besser auf den Rücken gedreht. Das An-

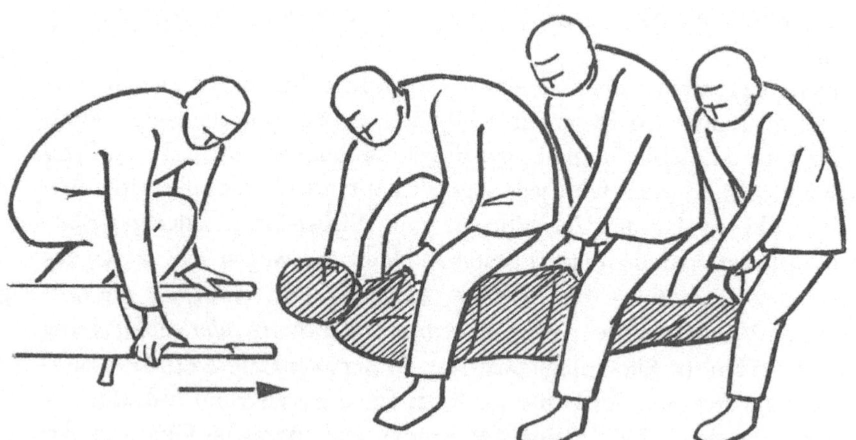

     Abb. 44   Anhebung und Lagern von Wirbelsäulen-Verletzten

heben vom Boden auf die Trage geschieht durch drei Hilfspersonen, die sich mit gespreizten Beinen, das Gesicht zum Kopfende des Verletzten gewandt, über ihn stellen. Sie fassen vor der Körpermitte in die Kleidung und rollen sie parallel zur Körperlängsachse ein, bis sie fest anliegt. Der in Brusthöhe ansetzende Helfer faßt mit einer Hand unter den Nacken. Auf das gemeinsame Kommando »hebt auf« wird der Verletzte in »einem Stück« angehoben, indem die Helfer ihre vorher gebeugten Knie strecken und sich dabei aufrichten (Abb. 44). Bei Hals- oder hohen Brustmarkläsionen ist darauf zu achten, daß der Kopf in der Längsachse des Körpers gehalten wird. Eine am kranialen Ende des Verletzten kniende Person hebt den Kopf unter leichtem Zug an, ohne von der Normalposition der Halswirbelsäule abzuweichen (Abb. 45). Strik-

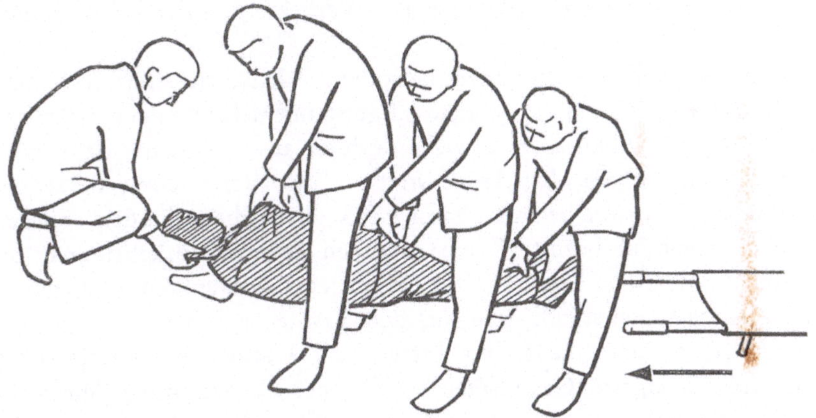

Abb. 45   Bei Frakturen und Luxationen im Halsbereich übernimmt eine vierte Hilfsperson den Kopf

tes Befolgen aller Empfehlungen für Anheben und Transportieren des Wirbelsäulenverletzten schließt die Gefahr eines Durchhanges weitgehend aus. Daß diese beim Griff in die Kleidung besonders groß sei und deswegen neuerdings Rückkehr zum Anheben alter Art mit Umgreifen des Rumpfes durch die Hände der Helfer angeraten wird, ist jedoch durch nichts begründet. Strittig ist, ob man während des Transportes ein Polster oder Kissen unter den frakturverdächtigen Bereich schieben **115** soll, in der Hoffnung, daß damit der erste Schritt zur Aufrichtung des Kompressionsbruches bzw. Reposition der Wirbelluxation getan ist *(Guttmann). L. Böhler* ist anderer Meinung und warnt vor einer Hyperlordosierung ohne gleichzeitige Extension, die Gefahren in sich berge. Hält man sich an die Forderungen *Guttmanns* — die physiologischen Krümmungen der Wirbelsäule durch Unterpolsterung mit Nacken- oder Lendenrolle wieder herzustellen, ohne auf eine Überkorrektur bedacht zu sein — dann sind keine zusätzlichen Schäden zu befürchten.

Erfreulicherweise hat sich das zu hoffnungslosem Siechtum führende Leiden der Paraplegiger vergangener Jahrzehnte dank besserer Behandlungsmöglichkeiten und pflegerischer Betreuung gewandelt. In England hat sich *Guttman* besondere Verdienste erworben, seine für Querschnittsgelähmte gemachten Therapievorschläge sind von uns weitgehend übernommen und haben zu entscheidender Verbesserung der Lebenserwartungen geführt.

Von *Querschnittslähmungen* betroffene Menschen sind in hohem Maße den Gefahren einer Druckschädigung mit tiefgreifenden Nekrosen der Haut und subkutanen Gewebsschichten ausgesetzt, die dann zum gefürchteten *Dekubitalgeschwür* werden. Zur Vermeidung derartiger therapeutisch schwer beeinflußbarer Geschwürsflächen, die den weiteren Krankheitsverlauf beeinträchtigen, müssen gewisse Vorkehrungen getroffen werden. Die Trage ist mit Decken oder Schaumgummi abzupolstern, harte Gegenstände sind aus den Taschen zu entfernen und alle Knochenvorsprünge, besonders Fersen und Knöchel, zu unterpolstern oder frei zu lagern. Grundsätzlich soll jeder Querschnittsgelähmte in *Rückenlage transportiert werden*. Immer ist die nächste Klinik anzufahren, damit die Zweistundengrenze ohne notwendige Umlagerung nicht überschritten wird. Halswirbel- oder -markverletzungen bedürfen einer zusätzlichen Stützung des Kopfes durch seitliche Polster, am besten in Form zusammengerollter Decken. *Von irgendwelchen Repositionsmanövern oder Verabfolgung von Opiaten ist abzusehen.* Obere Halsmarkläsionen haben durch Beteiligung bulbärer Zentren eine ausgesprochen hohe Frühmortalität.

VERBRENNUNGEN

Neue therapeutische Möglichkeiten haben die Überlebenschancen bei ausgedehnten Verbrennungen und Verbrühungen spürbar verbessert. Diese Erfolge sind nicht allein der Allgemeinbehandlung zuzuschreiben, auf die sich das Schwergewicht der Therapie verlagert hat, sondern die moderne örtliche Behandlung hat ihren Anteil dazu beigetragen.

Bergung

Erste, von jedermann zu leistende Hilfe setzt bereits beim Löschen der Flammen ein. Der Verletzte mit brennenden Kleidern wird zu Boden gerissen und umhergewälzt. Sind Wasser oder Decken zur Hand, erstickt man damit die Flammen. Zur Entfernung abgelöschter Kleider entschließt man sich nur, wenn eine provisorische Wundabdeckung mit sauberen Laken gewährleistet ist. Dabei aufkommende Gefahren durch kurzfristige Unterkühlung sind sicher gering und können bedenkenlos in Kauf genommen werden. Eher gelten Unzulänglichkeiten des Wundschutzes (fehlendes Material) als triftige Einwände gegen die Entkleidung.

Bei Verbrühungen sind immer, und zwar möglichst rasch, die Kleider zu entfernen.

Ärztliche Hilfe gilt einmal dem Gesamtorganismus — sie ist auf Schmerz- und Schockbekämpfung auszurichten — und zweitens der verbrannten Hautoberfläche.

Schmerzbekämpfung

Der Schwerverbrannte steht zunächst ganz unter dem Eindruck heftiger Schmerzen, die zusammen mit psychischen Reaktionen auf das Trauma bei Auslösung des Schocks im Spiele sind. Vordringlichste Aufgabe muß deswegen die Schmerzlinderung sein. Sie hilft letzten Endes mit, die Flüssigkeitstherapie beim frischen Verbrennungsschock zu unterstützen. Wahl der Mittel und Applikationsweg richten sich nach den Vorschlägen auf Seite 70.

Verbrennungsschock

Auch beim protoplasmatischen Verbrennungsschock dominiert die Reduktion des Blutvolumens durch Flüssigkeitsaustritt ins Gewebe und Exsudation von den verbrannten Hautflächen her. Die Volumenminderung infolge gesteigerter Gefäßpermeabilität geht allmählich vor sich. Entsprechend setzt auch die kapilläre Mangeldurchblutung, durch Ausschüttung von Katecholaminen verstärkt, erst nach einem Intervall von 1 bis 2 Stunden ein. Drosselung der kapillären Durchblutung führt schließlich zur Stoffwechselentgleisung mit im Vordergrund stehender metabolischer Azidose, die sich im Verein mit Aggregation von Erythrozyten und Thrombozyten nachteilig auf die Mikrozirkulation auswirken. Gewöhnlich befindet sich der Verletzte zu diesem Zeitpunkt bereits in klinischer Behandlung. Toxische Produkte gewinnen erst im späteren Stadium des Schocks zunehmend an Bedeutung.

Die spezifischen pathophysiologischen Vorgänge des Verbrennungsschocks, Fragen der Proteolyse, Immunologie und Organveränderungen können hier unberücksichtigt bleiben, sie beanspruchen in erster Linie das Interesse des Klinikers. Da der Volumenverlust protrahiert verläuft, kann der Flüssigkeitsersatz meistens bis zur Einlieferung in die Klinik hinausgeschoben und dann unter weit besseren Bedingungen in Angriff genommen werden. Hiervon wird nur abgewichen, wenn mit einer längeren Transportdauer zu rechnen ist.

■ Mit oraler Flüssigkeitszufuhr sollte man sofort beginnen (Wasser, Tee, Fruchtsäfte) und dieser pro Liter einen Teelöffel Kochsalz und die Hälfte Menge Natriumbikarbonat zusetzen, um vorsorglich alles für eine baldige Normalisierung des gestörten Natrium- und Kalium-Spiegels getan zu haben. Einfacher und schon deswegen allgemein empfehlenswert ist der von der Bundeswehr beschrittene Weg. In kleinen Beuteln abgepackte Elektrolyte und Zucker werden vorrätig gehalten und beim Einsatz wird die Trockensubstanz in $^{1}/_{2}$ l Flüssigkeit aufgelöst und gibt eine gut schmeckende Lösung. Schneller und wirksamer sind zweifellos Flüssigkeitssubstitutionen auf intravenösem Weg, die bei einer Transportdauer über 30 Minuten bereits am Unfallort eingeleitet werden.

Neuner-Regel nach Wallace

Ausmaß und Tiefe der Verbrennungswunde lassen sich an der Unfallstelle nur grob schätzen. Dabei hält man sich an die Neuner-Regel von *Wallace* (Abb. 46), die sich durch große Einfachheit und selbst für klinische Belange ausreichende Genauigkeit auszeichnet. Stationäre Behandlung ist notwendig, wenn mehr als 15 % der Körperoberfläche bei Erwachsenen und mehr als 10 % bei Kindern betroffen sind.

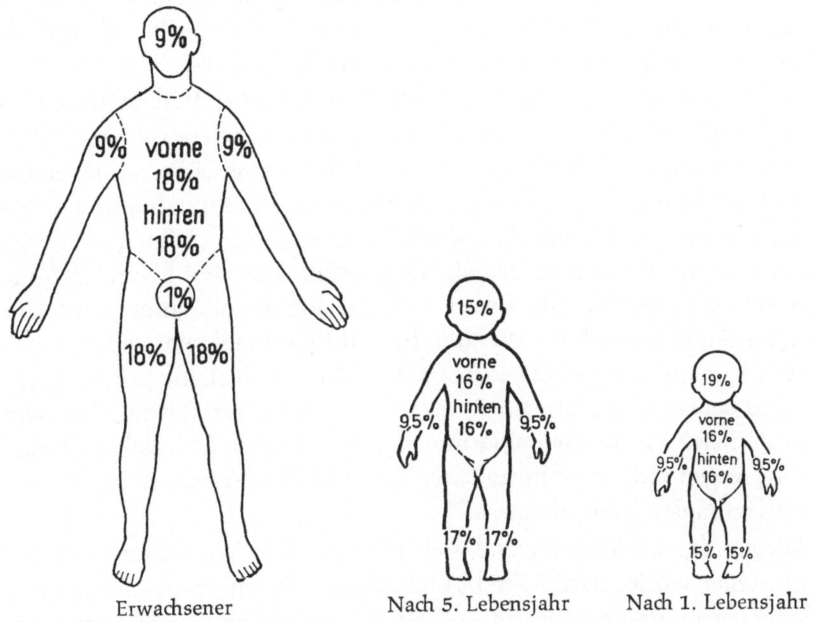

Abb. 46   Neuner-Regel nach WALLACE, verschiedener prozentualer Anteil der Körperfläche in verschiedenen Lebensaltern

Verbrennungswunden

Die Verwendung von *Salben, Fett, Öl, Mehl* und *wismutgetränkten Brandbinden zum Abdecken der Verbrennungswunden ist heute überholt.* Allerdings hat sich diese Unsitte so fest eingebürgert, daß es anscheinend schwerfällt, davon wieder abzukommen. Mit einer derartig **119** unsachgemäßen, ja fehlerhaften Behandlung ist bereits die erste nicht mehr abwendbare *Superinfektion* erfolgt, und die Ausgangsbedingungen für die neuzeitlich offene Wundbehandlung verschlechtern sich, sie kann erst auf dem Umweg über eine mechanische Säuberung in Angriff genommen werden. *Salben-* und *Gelpräparate* haben sich für *kleine* und *mittlere Brandwunden* des Gesichtes und der Hände durchaus *bewährt*, sind aber *kein* geeignetes Mittel für *großflächige Verbrennungen*, deren Abdeckung nur mit *sterilem Verbandmaterial* erfolgen darf. In vorbildlicher und nachahmenswerter Weise ist im Bergbau entsprechende Vorsorge getroffen worden. Die Verbrannten werden in hierfür bereitgehaltene, große sterile Tücher bzw. Metalline eingewickelt *(Bürkle de la Camp)*. Inzwischen wurde ein neues Brandwunden-Verbandtuch entwickelt und nach Abschluß der Erprobung in die Bundeswehr eingeführt. Es besteht aus drei Schichten mit einem der Wundfläche aufliegenden speziellen Vlies, das in einem Spezialverfahren mit Aluminium bedampft wird und für das Wundexsudat durchlässig bleibt. Als zweite Schicht wurde Viscotex-Verbandstoff gewählt, der eine besonders gute Saugfähigkeit besitzt. Mit dieser Verbandstoff-Kombination wird einmal das Ankleben auf der Wundfläche verhindert und zum anderen eine gute Drainage des Wundexsudats erreicht. In Notsituationen greift man zu sauberen geplätteten Bettlaken, Leinentüchern, Tischdecken oder Handtüchern. Wolldecken sind immer von Bakterien besiedelt und dürfen deswegen nicht in unmittelbaren Kontakt mit der nahezu keimfreien Verbrennungswunde gelangen.

Wegen der im Vordergrund stehenden lokalen Wundschmerzen hat man immer wieder nach Mitteln und Wegen für eine wirksame örtliche Schmerzbeeinflussung gesucht und neuerdings solche Präparate entwickelt, denen antibiotische und schmerzstillende Medikamente beigemischt sind *(Ahnefeld, Allgöwer, Köpp)*. In dünnner Schicht auf die Wunde gebracht, tritt die schmerzstillende Wirkung sofort ein. In Verbindung mit dem Exsudat bildet sich innerhalb weniger Minuten ein durchsichtiger Film, der einen sicheren Schutz gegen das Eindringen zusätzlicher Keime bietet. Hiermit bahnt sich ein neues Behandlungsprinzip an, das klinisch bereits genügend erprobt ist und für die Zukunft mit in die Erste Hilfe einbezogen werden kann.

Auf lange Sicht ist die Einrichtung von Behandlungs- und Forschungszentren nach Vorbildern des Auslandes und Ludwigshafens unerläßlich, um eine optimale Behandlung nach einheitlichen Richtlinien zu garantieren. Anzustrebendes Fernziel bleibt dabei eine weitere Senkung der noch immer hohen Sterblichkeit. Für die Erste Hilfe tauchen dann organisatorische Fragen des Transports auf, wenn es gilt, die Verletzten, und sei es über weite Strecken, in ein solches Zentrum zu bringen *(Koslowski)*.

Für die Erste Hilfe bei Verbrannten sind wenige Grundsätze zu beherzigen:

1. *Schmerzbekämpfung durch intravenöse Injektion mit Dolantin*
2. *Grobes Abschätzen der verbrannten Körperoberfläche*
3. *Steriles Abdecken der Verbrennungswunden*
4. *Beginn mit oraler Flüssigkeitssubstitution, bei längerem Transportweg mit Zufuhr auf intravenösem Wege.*

STROMEINWIRKUNGEN

Industrie, Landwirtschaft und Haushalt sind durch zunehmende Elektrifizierung zu besonderen Gefahrenquellen für elektrische Unfälle geworden. Obwohl sich das Elektropotential bei uns inzwischen vervielfacht hat, ist die Zahl tödlich verlaufender Elektrounfälle im verflossenen Jahrzehnt annähernd konstant geblieben. Von 3500 bis 4000 alljährlich gemeldeten Elektrounfällen verlaufen etwa 450 tödlich. Die Auswirkungen der Stromeinflüsse auf den menschlichen Organismus sind in Nieder- und Hochspannungsbereichen grundverschieden und erfordern deswegen, aber auch wegen der unterschiedlichen Ersten Hilfeleistungen getrennte Betrachtung.

Niederspannungsunfälle

Etwa 80% aller Stromunfälle ereignen sich in Spannungsbereichen unter 1000 Volt. Durch direkte Körperberührung mit stromführenden Teilen schließt der Mensch gleichsam den Stromkreis zwischen unter Spannung stehenden Teilen.

Stromstärken, Strombahn, Dauer der Einwirkung und Frequenz sind nach *Koeppen* ausschlaggebend für den jeweiligen Schweregrad äußerer oder innerer Schäden. Letztere sind für die Prognose weit wichtiger und spielen sich hauptsächlich am Herzen ab. Am häufigsten tritt der plötzliche Tod durch Herzkammerflimmern in Stromstärkebereichen III ein:
a) Gleichstrom: Stromstärke zwischen 300 mA und 3 bis 8 A,
b) Wechselstrom: Stromstärke zwischen 80 bis 100 mA und 3 bis 8 A.

Selbst geringe Stromstärken können unter ungünstigen Bedingungen tödlich wirken *(Jellinek)*. Feuchtigkeit der Luft und Haut, Isolierfähigkeit von Schuhwerk und Kleidung, aber auch die unterschiedliche, individuelle Reaktion des Menschen sind für die jeweiligen Auswirkungen des Stromeinflusses mit verantwortlich.

Spannungen bis 65 Volt sind ungefährlich.

Man schätzt, daß es bei 3% der Niederspannungsunfälle sofort zum Stromtod kommt, der zu 30% auf Herzstillstand und zu 70% auf Kammerflimmern beruht. Besonders groß ist diese Gefahr, wie oben bereits gezeigt, in Stromstärkebereichen III und nach Wechselstromdurchfluß offenbar am größten.

Herzstillstand und asynchrone Aktivität beim Kammerflimmern bringen jede Blutbewegung zum Erliegen.

Klinisches Bild, Pathogenese

Die äußeren Reaktionen des von Strom durchflossenen Menschen sind recht unterschiedlich. Manche stürzen, ohne einen Laut von sich gebend, tot um. Andere fallen in einen scheintoten Zustand und können durch Reanimationsversuche gerettet werden. Anscheinend folgenlos ausgehende Verläufe dürfen nicht zu voreiligen günstigen prognostischen Schlüssen verleiten. Anfangs noch zum Sprechen und Gehen fähig, werden die betroffenen Menschen wenige Minuten später doch vom Tod ereilt. Schwere elektrische Unfälle gehen meistens mit Bewußtlosigkeit, Atemlähmung oder Kammerflimmern einher. Auf Lähmung der Atmung zurückzuführende Bewußtlosigkeit ist vorübergehend, in Verbindung mit Kammerflimmern kommt die Blutzirkulation bald zum Erliegen. Schnappende Atemzüge währen noch wenige Minuten, dann erlischt die Atmung infolge Hirnanoxie. Die erfolgreichen Wiederbelebungsversuche beim klinischen Herztod bedürfen unter Berücksichtigung der ätiologisch völlig verschiedenen Bewußtlosigkeit kritischer Betrachtung. Naheliegend ist nämlich, daß in Wirklichkeit nur Bewußtlosigkeit bei passagerer Atemlähmung vorlag. Ein totaler Herzstillstand — als reine Schockwirkung ohne Kammerflimmern — scheidet nach unseren heutigen Kenntnissen über die Pathologie des Elektrounfalles aus. Bei einmaliger Stromeinwirkung — abhängig von der Stromstärke — reicht die Skala des Herzschadens von der gutartigen Extrasystolie über das Vorhofflimmern bis zum Kammerflimmern. Alles spricht dafür, daß der Herztod beim elektrischen Unfall stets das Primäre und der Atemstillstand Folge davon ist. Bei Ergründung der Ursache des Herzkammerflimmerns ist man bislang nicht über Vermutungen hinausgekommen. Wahrscheinlich sind dafür starke Reize auf die Nn. vagus und accelerans anzuschuldigen, deren Funktion u. a. in einem steuernden Einfluß der Herztätigkeit besteht.

An den Stellen der Hautdecke, die mit spannungsführenden Leitern und der Erde Kontakt gewinnen, zeigen sich Strommarken. Bisweilen fehlen diese überhaupt oder sind äußerst klein und bleiben deswegen verborgen.

Bergung

Bei Bergung und Entfernung des Verletzten aus dem Gefahrenbereich müssen alle Möglichkeiten eigener Stromgefährdung bedacht werden, um sich nicht selbst durch Unachtsamkeit in Lebensgefahr zu bringen. Man sorgt für Ausschaltung des Stromes, zieht den Stecker oder nimmt die Sicherung heraus. Verhindern äußere Gründe eine sofortige Unterbrechung des Stromes, dann muß der Verunglückte, der sich wegen Muskelverkrampfung nicht selbst aus dem Stromkreis befreien kann, mit Holzstangen oder -latten (nichtleitenden Gegenständen) von der Leitung bzw. unter Spannung stehenden Teilen getrennt werden. Bleibt als letzter Ausweg nur das Wegziehen an den Kleidern, dann ist *streng darauf zu achten, daß Retter und Verunglückter nicht mit leitendem Fußboden bzw. Untergrund in Berührung kommen.*

Wiederbelebung

Bei der gebotenen Eile sollten keine *differentialdiagnostischen Überlegungen* am Unfallort angestellt werden. Auch das Suchen nach Strommarken bedeutet nur unnötigen Zeitverlust. Eine zeitbefristete Atemlähmung mit Bewußtlosigkeit vom irreversiblen Kammerflimmern abzugrenzen, gelingt auch dem Arzt anfangs nicht und ergibt sich erst aus dem weiteren klinischen Verlauf. Unverzüglich ist *künstliche Beatmung* einzuleiten, die, falls keine peripheren Pulsaktionen aufkommen, sofort mit *extrakorporaler Herzmassage* kombiniert wird. Unter Beibehaltung von künstlicher Beatmung und Herzmassage zur Aufrechterhaltung eines Minimalkreislaufes ist die nächste Klinik schnell anzufahren. Aber bevor sie der Verletzte erreicht, sind gewöhnlich Anoxieschäden des Hirnes manifest geworden und nicht mehr reparabel, so daß der Einsatz des Defibrillators zu spät kommt.

Was über den Pathomechanismus des Elektrounfalles gesagt wurde, macht deutlich, daß an die üblichen Wiederbelebungsmethoden — Beatmung und Herzmassage — geknüpfte Erwartungen nicht überschätzt werden dürfen. *Eine wirksame Unterbrechung des Kammerflimmerns kann man sich nur von der Defibrillation erhoffen*, die auch am geschlossenen Thorax durchführbar ist. Durch das Herz geschickte Stromstöße unterbrechen das Flimmern. Über den Umweg des Herzstillstandes als notwendige Vorbedingung können dann geordnete Herzaktionen einsetzen. Betriebe mit hoher Unfallgefährdung durch Stromeinwirkung — Elektrizitätswerke, Scheideanstalten, bestimmte Fabriken — haben bereits entsprechende Vorsorge getroffen und verfügen heute über einen auf dem Markt angebotenen Defibrillator (Abb. 47). Dennoch wird seine Einsatzmöglichkeit auf wenige Ausnahmen beschränkt bleiben, vorausgesetzt, daß zur Bedienung befähigtes Personal anwesend ist.

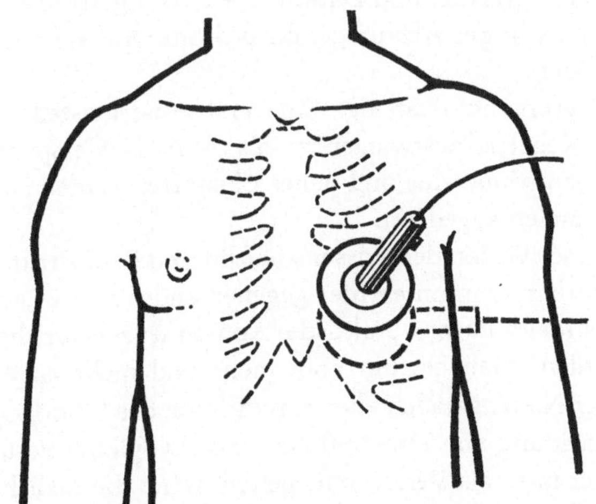

Abb. 47   Zur äußeren Defibrillation angesetzte Elektroden

Hochspannungsunfall

Bei Spannungen über 1000 Volt steht mehr die technische Wirkung des Stromes im Vordergrund. Die Stromeinwirkungsdauer ist äußerst kurz und macht in der Regel nur Bruchteile von Sekunden aus. Diesem Um- **125** stand ist es u. a. zuzuschreiben, daß es bei Hochspannungsunfällen nur selten zum Kammerflimmern kommt. Häufig gelangt der Körper überhaupt nicht in Berührung mit der Hochspannungsleitung, sondern es erfolgt bereits vorher ein Überschlag durch Flammenbogen mit einer bis 23 000 Grad betragenden Hitzeentwicklung. Tiefgreifende Verbrennungen bis zur Verkochung und Verkohlung von Gliedabschnitten oder ganzer Extremitäten sind nicht selten, so daß nur noch die Amputation bleibt. Vom Ausmaß der Verbrennung hängt es ab, ob der Verletzte mehr oder weniger schnell in eine Schocksituation gerät.

Bergung

Stromunterbrechung bei Hochspannung kann und soll nur der Fachmann vornehmen. Von Masten und Leitern sowie Krangerüsten zu befreiende Menschen sind von der Absturzgefahr bedroht. Auf sie muß man daher besonders achten.

Örtliche Verbrennung an der Ein- und Austrittsstelle des Stromes sind in der Regel schwerwiegender als beim Niederspannungsunfall. Vom Beginn an schmerzlos und nahezu keimfrei werden sie einfach mit sterilen Verbänden abgedeckt.

Das Für und Wider der wissenschaftlich noch umstrittenen Alkalizufuhr des Stromverbrannten hier gegeneinander abzuwägen, wäre nur sinnvoll, wenn sich daraus praktische Konsequenzen für die Erste Hilfe ergeben würden. Man gelangt doch mehr und mehr zu der Überzeugung, daß der Nierenschaden eher Auswirkung des Schocks ist und nicht durch Ausscheidung von Haemoglobin und Myoglobin verursacht wird. Es kann daher nicht als Versäumnis gelten, wenn die Bikarbonat-Therapie nicht an der Unfallstelle, sondern erst in der Klinik eingeleitet wird. Anders ist es mit einer bedrohliche Ausmaße annehmenden Schocksituation, die selbstverständlich vor Abtransport des Verunglückten durch entsprechende Flüssigkeitszufuhr auszugleichen ist.

Blitztrauma

Beim Blitzschlag mit seinem völlig andersartigen Pathomechanismus und Verlauf wird der Körper von elektrischem Strom extremer Spannung (mehrere Millionen Volt) aber äußerst kurzer Dauer durchflossen. Pathophysiologisches Geschehen und Verlauf durch Blitzeinwirkung unterscheiden sich nach Ansicht ungarischer Autoren (*Iranyi* und Mitarb.) grundsätzlich vom elektrischen Unfall und sind deswegen als besondere Unfallform davon abzutrennen. Die derzeitigen Vorstellungen über den Wirkungsmechanismus der Blitzenergien im menschlichen Körper sind noch lückenhaft. Soviel ist sicher, daß der Tod dabei durch irreversible Lähmung vitaler Zentren ohne faßbare morphologische Veränderungen eintritt. *Karobath* schließt vom Tierexperiment auf den Menschen und nimmt die Existenz ähnlicher Folgen an, nämlich kompletter AV-Block, fehlende Vorhoftätigkeit mit einzelnen ventrikulären Ersatzschlägen und andere bradykarde Rhythmusstörungen. Durch vereinzelte Herzschläge, so wird gefolgert, werden gewisse Minimalzirkulationen aufrecht erhalten, so daß Wiederbelebungsversuche noch erfolgreich sein können, wenn damit erst später begonnen wird. Der Getroffene ist entweder sofort tot oder er kommt mit dem Schrecken davon. Künstliche Beatmung und Herzmassage sollten immer zur Anwendung kommen.

Beim Aufzug eines Gewitters sind blitzsichere Orte aufzusuchen. Weitgehend verläßlichen Personenschutz bieten Gebäude mit geerdeten metallischen Leitungen (Blitzableiter), während Aufenthalt unter Bäumen, auf Straßen und Wegen sowie Baden im Freien gefährlich sind.

Weil die Autopsiebefunde ertrunkener Menschen lediglich allgemeine Zeichen der Erstickung und des Ertrinkens ergeben, gründet sich unser Wissen über die pathophysiologischen Abläufe beim Ertrinkenden in erster Linie auf tierexperimentelle Untersuchungsbefunde, die von *Redding* u. Mitarb. und *Swann* erhoben wurden. Es mag dahingestellt bleiben, ob aus den Befunden hergeleitete pathophysiologische Mechanismen uneingeschränkt auf den Menschen übertragbar sind. Bedenken in dieser Hinsicht bestehen insofern, als die morphologischen Schäden an den Alveolarepithelien und Septen Ertrunkener völlig identisch sind, gleichgültig, ob sie Süß- oder Meerwasser inhaliert hatten *(Fuller)*.

Pathophysiologie

Die einzelnen Phasen des Ertrinkens laufen offenbar in rascher Folge ab. In Mund und obere Atemwege eingedrungenes Wasser kann einen Husten-Schluckreflex auslösen, so daß der Mensch wohl Wasser verschluckt, aber nicht inhaliert. Vermutlich wird das Atembedürfnis hierdurch unterdrückt, und es kommt zur Atemlähmung, bevor überhaupt Wasser in die Lungen gelangt.

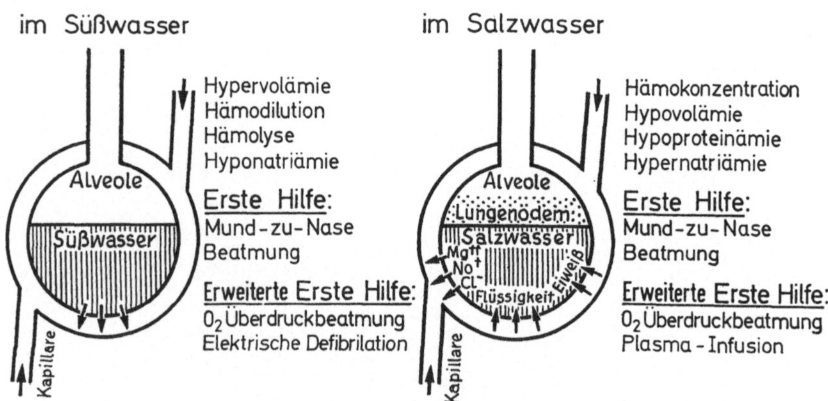

Abb. 48 Pathophysiologie des Ertrinkungsvorganges nach Lick und Balser, abgewandelt.

Gelingt die Rettung bereits zu diesem Zeitpunkt (in etwa 10% der Fälle) — noch bevor Wasser aspiriert ist —, dann sind Wiederbelebungsversuche in der Regel erfolgreich.

Ungeklärt ist bislang, ob der im Tierexperiment beobachtete prolongierte Laryngospasmus auch beim Menschen mit im Spiele ist. Hierdurch wird die Atmung unterbrochen, dann schluckt der Ertrinkende große Mengen Wasser und erbricht sie teilweise wieder. Mit terminalen Atemzügen dringt Wasser in die Lungen ein und überflutet sie, die lebenswichtigen Funktionen erlöschen.

Bergung und Wiederbelebung

Die meisten Ertrinkenden treiben an der Wasseroberfläche, manchmal sogar in senkrechter Lage. Selbst dann bleibt nur ein sehr kleiner Teil des Kopfes außerhalb des Wassers, Mund und Nase tauchen gewöhnlich ein. Der Auftrieb hängt vom jeweiligen Salzgehalt des Wassers ab.

Von amerikanischer Seite wird jede Vorbereitung auf die Wiederbelebung ganz bewußt abgelehnt, zumal sie sich im Hinblick auf die alles beherrschende Zeitnot und ihren höchst fragwürdigen Effekt durch nichts begründen läßt. Das gilt in besonderem Maß für das Ausschütteln des Ertrinkenden.

Den experimentellen Untersuchungen von *A.* und *U. Ruben* kommt für die Praxis der Ersten Hilfe besondere Bedeutung zu, daher sei auf sie kurz eingegangen. Die Verfasser machten es sich zur Aufgabe, die Menge des Wasser-Rückflusses aus dem Bronchialsystem und Magen bei manueller Beatmung in Bauch- und Rückenlage zu messen und stellten Vergleiche mit dem Rückfluß bei Insufflationen der Lungen oder des Magens an. Dabei ergab sich überraschender Weise, daß es weder durch Lagedrainage noch Kompression des Brustkorbs von außen her gelang, signifikante Mengen von Flüssigkeit aus den Bronchien oder dem Magen zu fördern.

Wie *Ruben*, so hält auch *Hossli* jede Drainage bei Ertrinkenden für überflüssig, ja, für gefährlich, weil kostbare Zeit bis zur Einleitung der Beatmung verlorengeht. Beim Ertrinken in Süßwasser setzt sofort eine Diffusion ins Blut ein, so daß schon nach 2 Minuten 51% des aspirierten Wassers im Blut kreisen. Hinzu kommt, daß jede passiv erzwungene Magenentleerung die Gefahr der Aspiration zusätzlich erhöht. In der Schweiz gesammelte Erfahrungen über Erste Hilfe bei Ertrinkenden führten zu der beachtenswerten Feststellung, daß bei 12 erfolglos gebliebenen Wiederbelebungsversuchen, immer ein manueller Drainageversuch vorausgegangen war **129**

(H. Seiler). Es ließen sich jedoch keine genauen Angaben darüber gewinnen, ob diese Drainage-Versuche auf Grund des Erbrechens vor Einsetzen der Beatmung erfolgten oder allein aus angelernter Routine.

■ Die Praxis lehrt uns, daß sich die erhofften Drainagewirkungen durch Ausklopfen und Ausschütteln nicht einstellen und dabei niemals nennenswerte Wassermengen aus dem Mund fließen.

■ Mit der Atemspende soll bereits während der Bergung im Wasser begonnen werden. Selbstverständlich sind solche Forderungen nur realisierbar, wenn es die Rettungsaktion erlaubt, ohne den Helfenden selbst in Gefahr zu bringen, beispielsweise beim Abschleppen des Ertrinkenden aus flachem Wasser.

Wiederbelebung aus Süßwasser Geretteter

Infolge des osmotischen Druckgefälles passiert aspiriertes Süßwasser äußerst schnell die Wände der Alveolen. Bereits nach zwei Minuten befindet sich etwa die Hälfte des Wasservolumens im großen Kreislauf. Durch Hypervolämie und Hämodilution wird dieser akuten Belastungen ausgesetzt. Schließlich führt die Blutverdünnung zu osmotischer Hämolyse mit Elektrolytverschiebungen. NaCl- und Ca-Konzentrationen sinken ab, während Kalium durch die Hämolyse zunimmt und damit der K-Na-Quotient ansteigt. Herzstillstand, ventrikuläre Arhythmien und Kammerflimmern können Folge davon sein. Im Kammerflimmern sieht *Swann* typische Auswirkungen des Ertrinkens in Süßwasser und letzten Endes die Todesursache. *Spitz* und *Blanke* dagegen halten die akute Volumenbelastung des anoxämischen Myocards für weit gefährlicher als Ursache für das Herzversagen.

■ Erste Hilfe beginnt mit sofortiger Atemspende Mund-zu-Nase. Diese wird bei Kreislaufstillstand mit extrathorakaler Massage kombiniert.

Reanimationsversuche werden auch während des Transportes in die Klinik fortgesetzt, bis Spontanatmung und Herztätigkeit einsetzen. Falls inzwischen keine rhythmischen Herzaktionen eingesetzt haben, kommt der Defibrillator zum Einsatz.

Wiederbelebung aus Meerwasser Geretteter

Bei Meerwasser mit seinem unterschiedlichen Salzgehalt (Ostsee 0,9%, Nordsee 2,7%, Mittelmeer 3,9%) diffundieren die Salze infolge des entgegengesetzten Elektrolytgefälles in die Blutflüssigkeit und Plasmaproteine aus dem Blut über das pulmonale Kapillarnetz in die Lungenbläschen. Binnen kurzer Frist kann sich ein massives Lungenödem entwickeln, an dem der Geborgene schließlich stirbt.

Außerhalb der Klinik wird man sich immer auf sofort einsetzende Beatmung beschränken müssen und kann diese bei Transport in einem entsprechend ausgerüsteten Unfallwagen durch intermittierende Sauerstoffüberdruckbeatmung ersetzen.

Aus kaltem Wasser bzw. Eiswasser geborgene Menschen haben auf Grund der hypothermen Bedingungen verlängerte Ischämiezeiten. Die Chancen zu überleben sind somit von vornherein günstiger, ja, bestehen selbst bei später einsetzenden Wiederbelebungsversuchen.

Zusammenfassend ergibt sich: *Kritiklos überlieferte Auffassungen über Ausschütteln sowie manuelles Beatmen des Ertrinkenden sind überholt. Auch in der Wasserrettung kann nur die sofortige Atemspende wirksame Hilfe bringen. Beim Ertrinken im Süßwasser mit Asystolie gelangen künstliche Beatmung und äußere Herzmassage gleichzeitig zur Durchführung, während der aus salzhaltigem Wasser Geborgene nur beatmet wird.* Defibrillation, Überdruckbeatmung mit reinem Sauerstoff und Infusion mit Elektrolytlösungen kommen erst in der Klinik zum Zuge.

Badetod und Zusammenbrüche beim Wassersport

Während das typische Ertrinken durch den verzweifelten Kampf des Menschen gegen das Untersinken bei zunächst erhaltenem Bewußtsein gekennzeichnet ist, unterscheidet *Tonner* davon den Badetod. Kennzeichen hierfür ist die plötzliche Bewußtlosigkeit im Wasser. Ohne Hilferuf oder Abwehrreaktion ertrinkt der Mensch. An häufigeren Ursachen seien hier nur einige wenige genannt, nämlich reflektorischer Herzstillstand, Bewußtseinsverlust durch Hyperventilation beim Streckentauchen, Herzinfarkt, apoplektischer Insult und Arachnoidalblutung.

Klaus hat sich in einer Arbeit mit Zusammenbrüchen beim Baden, Schwimmen, Tauchen und Wasserspringen beschäftigt und diese nach pathogenetischen Gesichtspunkten aufgeschlüsselt. Dabei unterscheidet der Verfasser nichttraumatische von traumatischen Zusammenbrüchen. Wegen der vielfältigen Todesursachen wird die genaue Analyse im Einzelfall schwierig sein und nur selten auf Anhieb gelingen. Die Einhaltung der üblichen Reihenfolge von Reanimationen bleibt jedoch hiervon unberührt.

Querschnittslähmungen durch Kopfsprünge in seichtes Wasser kommen immer wieder vor und haben eine ausgesprochen große Mortalität. Bei Bergung und Lagerung derart Verletzter hält man sich an die Vorschriften Seite 114.

Immersionsschock

Plötzliches Eintauchen in kaltes Wasser kann durch Überreizung des N. vagus zur Drosselung der Herzfrequenz, Erweiterung der Gefäße und damit zum tödlichen Schock führen.

Unfälle beim Freitauchen

Tauchen ohne Atemapparat als Sport betrieben hat schon manchem Unterwasserschwimmer das Leben gekostet. Ursache hierfür ist eine plötzliche Bewußtlosigkeit unter Wasser. Diese wird entweder durch vorangegangene Hyperventilation begünstigt bzw. ausgelöst oder tritt beim Tiefertauchen auf, wenn der O_2-Gehalt in den Lungen kurz vor dem Auftauchen schnell abfällt.

UNFÄLLE IM KINDESALTER

Alljährlich sterben eine erschreckend große Anzahl von Kindern durch Unfälle, viele tausend werden mehr oder weniger schwer verletzt. Nahezu 40% dieser Todesfälle ereignen sich allein im Straßenverkehr und beim Spielen. Der Ertrinkungstod ist mit 16% als Todesursache beteiligt.

Im Leben der Kinder bilden endokrine und psychische Durchbruchsphasen mit affektiven Dysregulationen — Trotzalter, erster Gestaltwandel, Präpubertät und Pubertät — Zeiten höchster Unfallgefährdung, die durch mangelnde Sorgfalts- und Aufsichtspflicht im Haus und Verkehr noch vergrößert werden. Wenn sich ein ausländischer Autor in Anspielung auf die hohe Morbidität und Mortalität bei Kinderunfällen zu der Äußerung hat verleiten lassen, daß in Deutschland das Kind den Zweiten Weltkrieg verloren habe, so geht das alle an und muß uns bedenklich stimmen. Die Vielfalt der mit Unfällen im Kindesalter in engem Zusammenhang stehenden Fragen läßt sich hier nur andeuten.

Die Besonderheiten beim Kind liegen in erster Linie in den anatomisch-physiologischen Verhältnissen des wachsenden Organismus und der ihm eigenen Reaktionslage und -weise, die bei Erster Hilfe entsprechende Berücksichtigung verlangen.

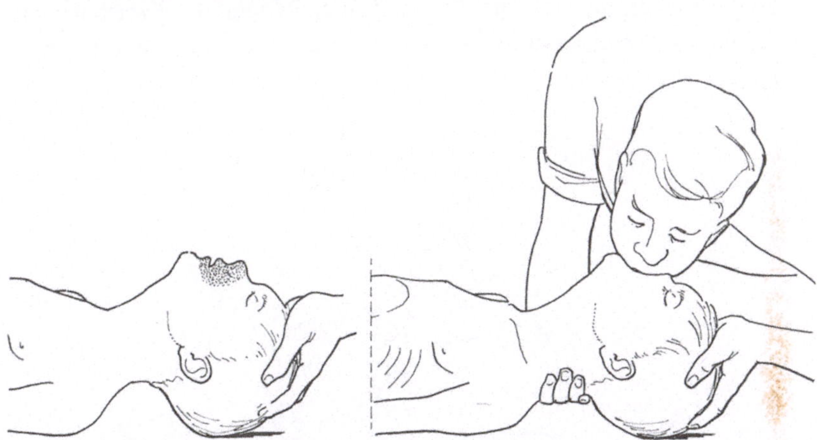

Abb. 49 Beatmungstechnik beim Kleinkind, Luftzufuhr erfolgt gleichzeitig durch Mund und Nase

Die *Beatmungstechnik für kleine Kinder* weicht insofern von der bei Erwachsenen üblichen ab, als die Spenderluft *gleichzeitig durch Mund und Nase* eingeblasen wird (Abb. 49). Der Beatmungsdruck ist dabei möglichst klein zu halten. Für *Säuglinge* genügt es, wenn man sie *behaucht*. Weil die Atemfrequenz normalerweise größer als beim Erwachsenen ist, erfolgt die *Beatmung im schnelleren Rhythmus mit 16 Stößen pro Minute.*

Großes Einfühlungsvermögen ist bei *äußerer Herzmassage* notwendig. Obwohl die Bruchgefahr der in diesem Alter leicht biegbaren und nachgiebigen Rippen gering zu veranschlagen ist, kommen Verletzungen durch übermäßige Gewaltanwendung vor. Das Risiko ist um vieles kleiner, wenn man für die rhythmischen Kompressionen *bei Kleinkindern* nach dem Vorschlag von *Hügin eine Hand* und *bei Säuglingen und Neugeborenen nur die Fingerspitzen* benutzt (Abb. 50). Wegen des hohen Zwerchfellstandes bei Kindern setzen die vorsichtig zu dosierenden Druckkräfte besser am *mittleren Sternumdrittel* an. Als Widerlager bei Kleinkindern dient die linke Hand des Retters. Sie wird so unter die linke Brustkorbseite gelegt, daß die Finger in Richtung Wirbelsäule zeigen. *Die Anzahl der Kompressionen beträgt 60—100, im Mittel 80 pro Minute.*

Die außerordentlich *hohe Schockgefährdung* im Kleinkindes- und Säuglingsalter ergibt sich aus den pathophysiologischen Kreislaufreaktionen dieses Lebensabschnittes, die sich von denen des Erwachsenen

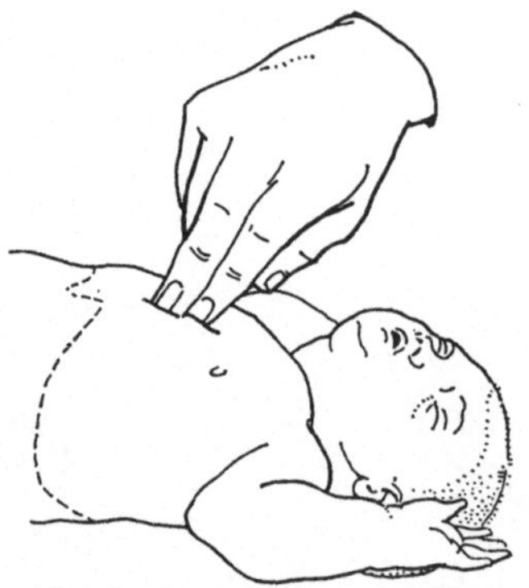

     Abb. 50   Herzmassage beim Säugling mit Fingerspitzen

unterscheiden. Schon geringe Blutverluste, die der erwachsene Organismus völlig schadlos verträgt, bringen das Kind und ganz besonders den Säugling (bei Verlust von 15% der Gesamtmenge) schnell in akute Lebensgefahr, und es fällt schwer, sie aus diesem Zustand herauszubringen. *Die beschränkten Kompensationsmöglichkeiten erfordern deswegen eine besonders rasche Auffüllung des Kreislaufes.* Weitere Vorsorge ist dahingehend zu treffen, daß die Kinder während des Transportes nicht auskühlen. Zufuhr von Sauerstoff sollte bald erfolgen, um die Gewebshypoxämie zu mindern.

Nicht selten *täuschen erste Schreckreaktionen* beim Kind *ein Hirntrauma vor* und müssen bei der Diagnosestellung mit bedacht werden. Infolge großer Plastizität ist das kindliche Gehirn zu weitgehender Kompensation fähig. Deswegen überstehen Kinder schwere Hirnverletzungen eher als Erwachsene. Unsere Kenntnisse über Spätfolgen nach Überleben sind allerdings noch recht lückenhaft. Intrakranielle, insbesondere *epidurale Blutungen* verlaufen gerade beim Kind *oft atypisch*, da initiale Bewußtlosigkeit und freies Intervall vielfach fehlen und Pupillenerweiterungen ausbleiben oder die kontralaterale Herdseite betreffen. Blutverluste hierdurch wiegen immer schwerer als beim Erwachsenen und sind bei Kombinationsverletzungen ernst zu bewerten und schnell auszugleichen.

Die Prognose kindlicher *Brustkorbverletzungen* ist dank der Elastizität des knöchernen Gerüstes durchweg günstiger als bei Erwachsenen. Bronchusrupturen kommen aber bei Kindern etwa doppelt so häufig vor.

Für die Erste Hilfe bei stumpfen Bauchtraumen gelten sinngemäß die Anleitungen Seite 91. Stürze über die Lenkstange des Fahrrades oder Rollers führen nicht selten zu Pankreasverletzungen (1—2% stumpfer Bauchverletzungen), die häufiger verkannt werden. Prellmarken am Oberbauch können bei klinischen Bauchsymptomen die Diagnose erleichtern.

Verbrühungen und Verbrennungen sind als gefährlich anzusehen, sobald mehr als $^1/_7$ der Oberfläche verbrannt ist. Bei Berechnung der verbrannten Fläche ergeben sich durch die veränderten Größenverhältnisse Beziehungen besonderer Art. Das gilt einmal für den relativ größeren Kopf und die kürzeren Beine, ehe sich die Proportionen denen des Erwachsenen angeglichen haben. Auch die Relation von Körperoberfläche zur Körpermasse ist beim Kind größer als beim Erwachsenen (siehe Abb. 46).

Die Beziehungen zwischen *Schmerzintensität* und organischem Schaden sind beim Kind noch komplizierter, es kommt als zusätzlicher Faktor die Angst hinzu. Von analgetischen Mitteln haben sich beim Kind bis zum 14. Lebensjahr Dolantin (1 mg pro kg Körpergewicht) oder Polamidon C (0,1 mg pro kg Körpergewicht) bewährt. Narkophin oder sonstige Morphinderivate sind durchaus entbehrlich.

AUSRÜSTUNG DES ARZTES

Der Arzt ist, um in *allen Notsituationen* helfen zu können, auf instrumentelle und apparative Hilfsmittel angewiesen. Deren Auswahl und Zusammenstellung soll das unbedingt Notwendige nicht überschreiten.

Das derzeitige Angebot an Unfallkoffern umfaßt mehrere Modelle, deren Ausstattung auf rein ärztliche Belange abgestellt ist. Eine kritische Sichtung fällt schon deswegen schwer, weil nicht allein Maßstäbe der Zweckmäßigkeit des Instrumentariums und der Geräte als Richtschnur dienen können. Vollständigkeit, Handhabung, Anordnung und Unterbringung sind im Hinblick auf das optimal Erreichbare zu überprüfen. Hinzu kommt, daß der einzelne bislang nur wenig Erfahrungen über Einsätze am Unfallort besitzt und man außerdem Gefahr läuft, daß dabei subjektive Eindrücke ungewollt in den Vordergrund treten. Ein Erfahrungsaustausch ist deswegen unerläßlich und vom Ausschuß für Verkehrsmedizin der Bundesärztekammer inzwischen eingeleitet worden.

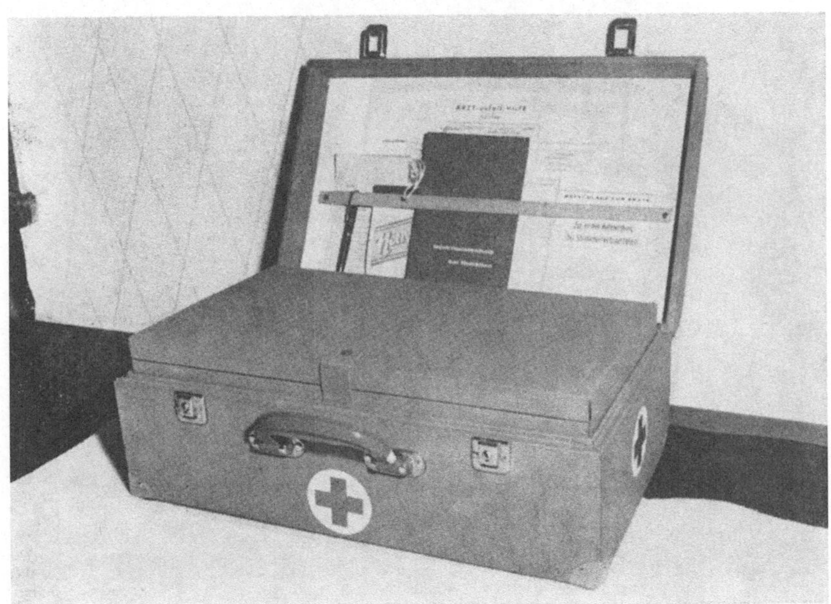

Abb. 51   Unfallkoffer des Hannoverschen Ärztekreises, geöffnet (mit Einsatzkasten)   **137**

Anzustrebendes Ziel dieser von verschiedenen Stellen vorangetriebenen Entwicklung muß letzten Endes der *einheitliche Unfallkoffer für alle Ärzte* sein.

Von vorhandenen Unfallkoffern entsprechen viele den Anforderungen der Deutschen Gesellschaft für Unfallheilkunde, Versicherungs-, Versorgungs- und Verkehrsmedizin.

Der Unfallkoffer des Hannoverschen Ärztekreises (Abb. 51, 52, 53) ist aus Holz gefertigt und hat allseitig stoßfesten Lacküberzug. Der Deckel ist an einem durchgehenden Scharnierband befestigt, läßt sich vollständig zurückklappen und dient so als Ablagefläche. Im Einsatzkasten ist das Instrumentarium untergebracht. Die Aufteilung des Koffers in drei Fächer ist übersichtlich gelöst. Zur Schockbekämpfung dienen je 500 ccm Sterofundin und Macrodex als Plasmaexpander mit steril verpackten Infusionsbestecken. Bewußt hat man das Sortiment von Medikamenten klein gehalten und sich auf wenige Mittel, wie Dolantin S, Atosil, Novadral und Fortecortin beschränkt. Eine einfache lichtstarke Stirnlampe macht den Arzt von der Dunkelheit

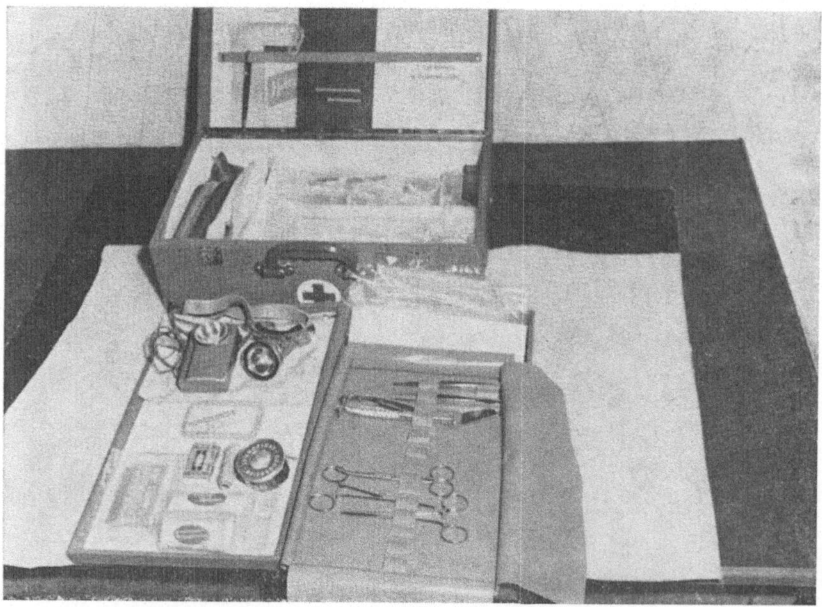

Abb. 52   Geräte zur Beatmung sind im queren Bodenfach, Plastikinfusoren, Spritzen und Verbandmittel in den Längsfächern untergebracht

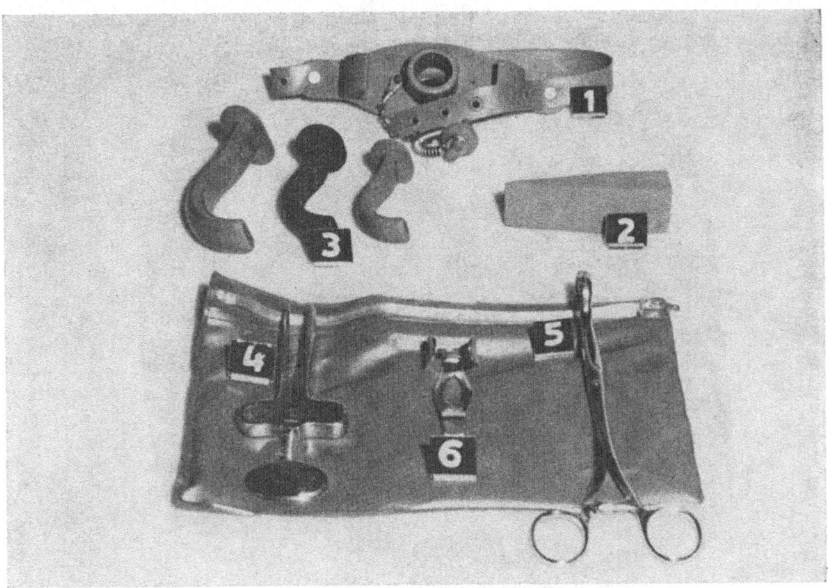

Abb. 53   Orotubus (1), Mundkeil (2), GUEDEL-Tubi (3), Kiefersperrer nach HEISTER (4),
Zungenzange (5), Zahnärztlicher Mundoffenhalter (6)

unabhängig. Für den Orotubus hat man sich entschieden, weil er einfach und zuverlässig zu bedienen ist, seine Nachteile — enger Kontakt mit dem Gesicht des zu Beatmenden und unbequeme Haltung des Spenders — werden dabei in Kauf genommen. Wer gewohnt ist, mit dem Guedel-Tubus umzugehen, wird ihn oder den zusammensetzbaren Doppeltubus (Abb. 16) benutzen.

Auf den nächsten Seiten folgen Abbildungen der Notfallkoffer vom Typ »Hessen« und des ADAC.

In der Ausstattung der gängigen Koffer bestehen keine prinzipiellen Unterschiede.
Zum »Typ Hessen« gehört jedoch ein Absauggerät.

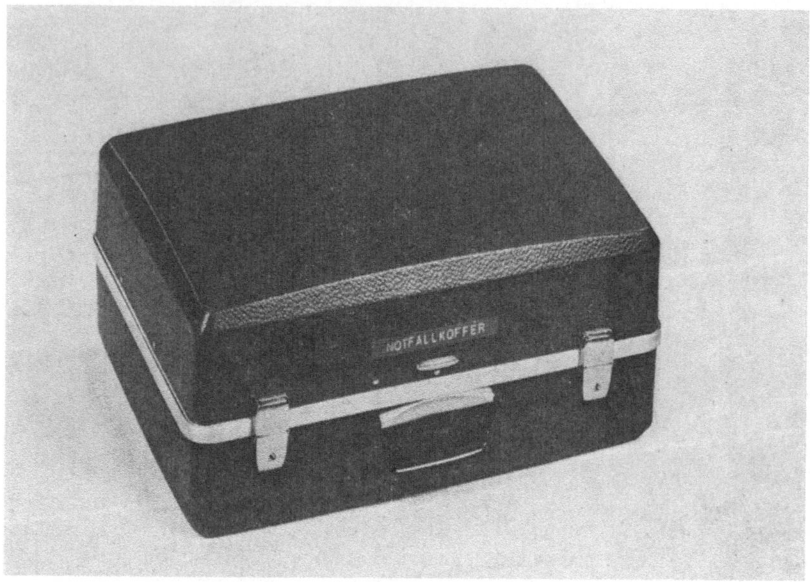

Abb. 54 a Notfallkoffer »Typ Hessen« geschlossen (Hersteller: W. Söhngen GmbH,
Wehen/Taunus). Nach Empfehlungen von UNGEHEUER, CONTZEN und KUNZ erstellt ist
der Koffer 45 x 33 x 20 cm groß

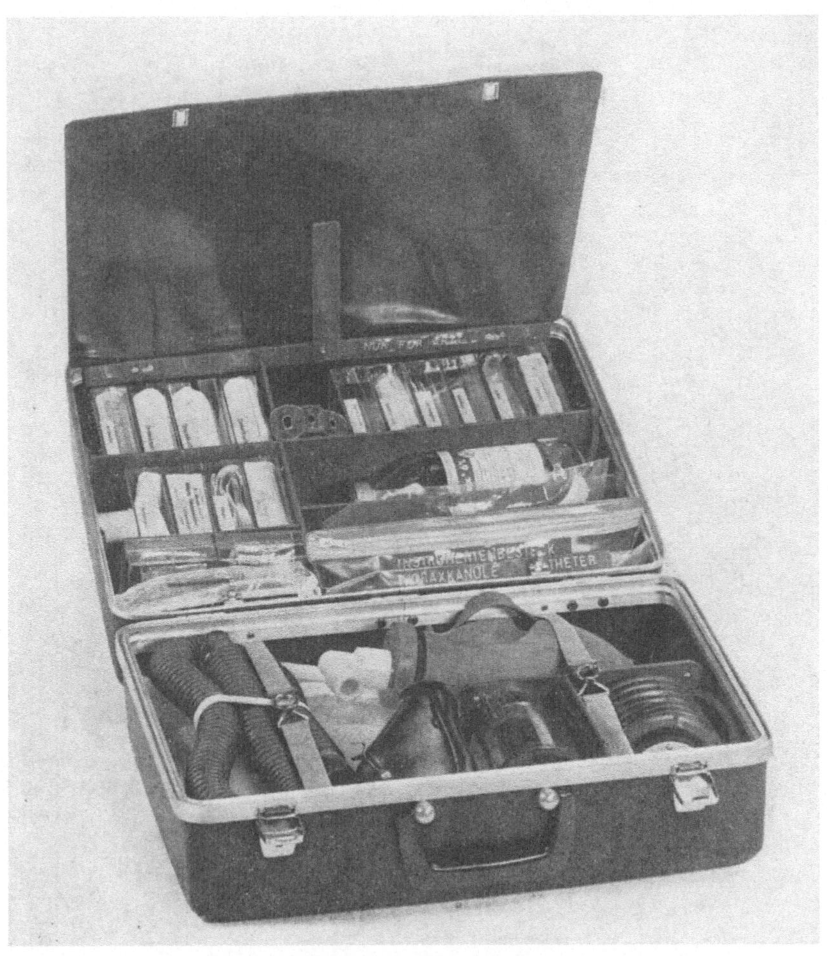

Abb. 54 b   Notfallkoffer »Typ Hessen« geöffnet. Die beiden gleichgroßen Seitenwände sind bis zur Waagrechten aufklappbar. In sinnvoller Einteilung sind Instrumente, Verbandmittel, Medikamente, Absauggerät, Katheter und Plasmaexpander untergebracht. Die Ambu-Mini-Saugpumpe arbeitet mit Fußbetrieb und erreicht eine Hubhöhe von 300 mm H_2O. Der Wendl-Nasopharyngealkatheter in drei verschiedenen Stärken zeichnet sich durch vielseitige Verwendbarkeit aus. Er läßt Mund- und Gerätebeatmung zu, dient gleichzeitig zum Absaugen, und außerdem ist er als Tracheotomiekanüle geeignet

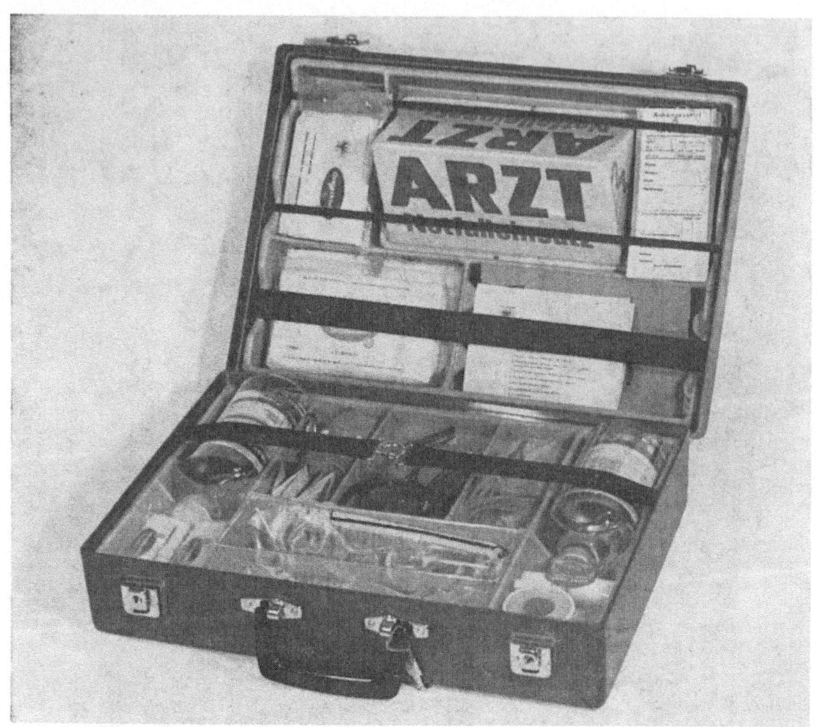

Abb. 55 Arzt-Notfallkoffer des ADAC. Zur Beatmung notwendige apparative Hilfen, Infusionen, Spritzen, Gefäßklemme und Verbandmaterial sind übersichtlich angeordnet

ÄRZTLICHE ERSTE HILFE IN DER RECHTSPRECHUNG

Durch die ständig steigende Zahl von Einsätzen am Unfallort gewinnen mit der Ersten Hilfe in Zusammenhang stehende Rechtsfragen zunehmend an Bedeutung, so daß der Arzt die wichtigsten Rechtsvorschriften kennen muß, um nicht mit dem Gesetz in Konflikt zu kommen.

Die Bevölkerung wird von Zeit zu Zeit durch Presse, Rundfunk und Fernsehen in allgemeinverständlicher Form über Theorie und Praxis der Ersten Hilfe informiert und gleichzeitig an die moralisch und gesetzlich verpflichtende Nächstenhilfe erinnert. Es bleibt nicht aus, daß dabei auch rein ärztliche Aufgaben bis ins einzelne erörtert werden. Der Laie kann sich ein Bild darüber verschaffen, was man alles bei der Ersten Hilfe tun kann und erfährt auch, was bisher immer unterblieben ist *(Perret)*. Für unseren Berufsstand ist das insofern nicht gleichgültig, weil zu befürchten ist, daß die Flut von Haftpflichtansprüchen gegen den Arzt hierdurch neuen Nährboden findet.

Wenn wir gestehen müssen, daß noch manche Frage der Ersten Hilfe offen ist, dann erscheint deren Problematik noch um vieles größer, weil derzeit nur ein relativ kleiner Kreis von Ärzten auf Grund der Vor- und Ausbildung das notwendige theoretische Wissen besitzt und mit der Behandlungstechnik voll und ganz vertraut ist. Im Zusammenhang hiermit darf nicht verschwiegen werden, daß die Gefahr iatrogener Schäden mit Zunahme differenzierter Hilfsmöglichkeiten vermutlich noch ansteigen wird *(Schmidt)*.

Der einzelne Arzt mag sich die Frage vorlegen, wie sein vielleicht nur unvollkommenes Tun oder Unterlassen bei Betätigung in Erster Hilfe rechtlich zu beurteilen sein wird.

Neben der berufsethischen Verpflichtung zum Helfen gilt für den Arzt — wie für alle Staatsbürger auch — die Hilfeleistungspflicht nach § 330 c StBG, in dem es wörtlich heißt: »Wer bei Unglücksfällen oder gemeiner Gefahr oder Not nicht Hilfe leistet, obwohl dies erforderlich und ihm den Umständen nach zuzumuten, insbesondere ohne erhebliche eigene Gefahr und ohne Verletzung anderer wichtiger Aufgaben möglich ist, wird mit Gefängnis bis zu einem Jahr oder mit Geldstrafe bestraft.«

In dieser Rechtsvorschrift ist lediglich eine Pflicht zur Nächstenhilfe " und keine spezielle Arztpflicht verankert. Die Verpflichtung, fachliches Wissen und Können im Notfall für jeden Hilfsbedürftigen einzusetzen, ergibt sich jedoch aus der öffentlich-rechtlichen Stellung des Arztes, der zum Dienst an der Gesundheit des einzelnen Menschen und der Gesamtheit berufen ist.

Hess hat in einem Aufsatz im Deutschen Ärzteblatt zur Rechtssituation des Arztes als Nothelfer bei Unglücksfällen Stellung genommen und sich dabei auf einen bestimmten Kreis beschränkt, der die zufällig als Augenzeugen eines Unfalles anwesenden und aus unmittelbarer Nähe herbeigerufenen Ärzte umfaßt. Eine besondere und weitergehende Verpflichtung wird nach *Hess* dabei nicht vorausgesetzt. Sobald sich der Arzt aber in räumlicher Beziehung zum Unglücksort befindet, ist die Rechtssituation klar, er ist zur Hilfeleistung verpflichtet. *Hess* führt dann ein Urteil des Bundesgerichtshofes vom 22. 4. 1952 (BGHSt. 2, 296) an, das von genereller Bedeutung ist. Die Entscheidung des BGH besagt sinngemäß, daß der Arzt bei Lebensgefahr oder dringlicher Behandlungsbedürftigkeit immer dem Ruf nach Erster Hilfe folgen muß. Das gilt auch für größere Entfernungen vom Unfallort. Ja, er ist selbst dann zur Hilfeleistung verpflichtet, wenn dem Verletzten bei seinem Eintreffen möglicherweise nicht mehr geholfen werden kann. In der Rechtssprechung kommt es also nicht auf die Wirksamkeit der ärztlichen Hilfe und die jeweiligen Erfolgsaussichten an. Pflichtwidrig unterlassene Hilfeleistung setzt den Arzt der Bestrafung nach den Bestimmungen des § 330 StGB aus. Unterbleibt diese, weil er sich damit erheblicher eigener Gefahr aussetzt oder andere Pflichten verletzt, dann gelten diese Gründe als triftige Entschuldigungen. Der Arzt kann jedoch weder zu einer strafrechtlichen Verantwortung noch zu einer zivilrechtlichen Haftung für den Schaden herangezogen werden, der durch seine Hilfeleistung vielleicht hätte abgewendet werden können *(Hess)*. Obliegt ihm jedoch neben der allgemeinen Hilfspflicht eine besondere Verpflichtung zur Schadensabwehr, so hat er straf- und zivilrechtlich für den eingetretenen Schaden einzustehen.

Der Begriff »Unglücksfall« hat in der Rechtsprechung eine andere als allgemein gültige Auslegung erfahren und schließt u. a. die Gefährdung durch Selbstmord und Komplikationen bei der Geburt mit ein. Es ist also letzten Endes unwesentlich, welche Tatbestände im einzelnen zugrunde liegen.

Zivilrechtlich ist bei Unglücksfällen geleistete Hilfe zunächst als Geschäftsführung ohne Auftrag zu beurteilen.

Hess sagt: »Auch leicht fahrlässiges Handeln gilt in diesem Falle durch die besonderen Umstände als gerechtfertigt, d. h. der Arzt, der bei einem Unfall Hilfe leistet und dem dabei ein Kunstfehler unterläuft, kann wegen leichter Fahrlässigkeit weder bestraft noch zivilrechtlich für den dadurch verursachten Schaden haftbar gemacht
144 werden. Diese Haftungseinschränkung dürfte jedoch nur für die unmittelbar im Zu-

sammenhang mit dem Unfall unter den besonderen dabei gegebenen Umständen geleistete Hilfe gelten. Sie hört auf, wo aus der spontanen Hilfeleistung im Sinne einer Geschäftsführung ohne Auftrag eine auftragsgemäße ärztliche Behandlung unter normalen Bedingungen wird.«

Ein schuldhaft zugefügter Personen- oder Sachschaden muß ersetzt werden. Schuldhaft bedeutet dabei, daß die im Verkehr erforderliche Sorgfalt außer acht gelassen wurde.

Nach Meinung von *Perret* sollte das Tun und Unterlassen anläßlich der Ersten Hilfe auf die durchschnittliche Sorgfalt, die besonderen Umweltverhältnisse und den speziellen Lebenskreis des in Anspruch genommenen Arztes ausgerichtet sein. Unterlassungen oder methodisch unzureichende Wiederbelebungen sind schon deswegen nicht als schuldhaftes Verhalten zu werten, weil jedem Arzt die Ausbildung und Ausrüstung für die Erste Hilfe selbst überlassen bleibt. In der Regel wird man ihm kein schuldhaftes Verhalten unterstellen können, wenn er ärztlich gewissenhaft handelt und im Einzelfall besondere Maßnahmen einsetzt oder unterläßt. Nach Meinung von *Wagner* lassen sich weder von medizinischer noch juristischer Seite allgemein gültige Regeln für das ärztliche Verhalten dem klinisch Toten gegenüber aufstellen. Allerdings muß der Arzt bei unterlassener Reanimation aus vorn genannten Gründen häufiger mit einer rechtlichen Überprüfung rechnen. Wenn beispielsweise bei Feststellung des klinischen Todes keine Reanimationsversuche unternommen werden, weil die Grenze der Wiederbelebungszeit bereits überschritten ist, dann lassen sich daraus niemals Haftpflichtansprüche herleiten. Ebensowenig wird eine Anklage wegen Körperverletzung durch unvermeidbare Begleitverletzungen bei Ausübung der Herzmassage Aussicht auf Erfolg haben.

Auch für Erste Hilfeleistungen gilt, daß der Arzt grundsätzlich nur mit Einwilligung des Verletzten behandeln darf. Gibt dieser durch Worte oder Gesten zu verstehen, daß er mit der Behandlung einverstanden ist, dann gilt das rechtlich als Einwilligung. Falls der Verletzte willensunfähig oder nicht einsichtsfähig ist, dürfen drängende Umstände ein Handeln auch ohne Einwilligung rechtfertigen. Hierzu zählen vor allem dringliche Operationen am verunglückten bewußtlosen Patienten, die unvorhersehbar notwendig wurden *(Kohlhaas).* Das Behandlungsrecht **145** leitet sich also aus der *mutmaßlichen Einwilligung* des Verletzten oder aus höherwertiger Dringlichkeit her.

Das Risiko der Ersten Hilfeleistung ist in die normale Berufshaftpflichtversicherung mit eingeschlossen und braucht nicht gesondert abgedeckt zu werden. Für Berufstätigkeit im Ausland besteht jedoch kein Versicherungsschutz, so daß es ratsam ist, einen Antrag bei der zuständigen Haftpflichtversicherung zu stellen, um Vorsorge auch in dieser Hinsicht zu treffen.

In dem letzten, praktisch außerordentlich wichtigen Kapitel seiner Arbeit befaßt sich *Hess* mit den Ansprüchen des hilfeleistenden Arztes und seinen rechtlichen Beziehungen, die sich aus möglichen Gesundheits- und Sachschäden ergeben, die er auf dem Wege zum Unfallort, während der Hilfeleistung oder als Transportbegleiter davonträgt. Die Feststellung des Autors, daß etwaige wirtschaftliche Folgen des Arztes und seiner Familie in mehrfacher Hinsicht abgedeckt sind, nimmt die Ärzteschaft als beruhigende Gewißheit zur Kenntnis.

SCHLUSSFOLGERUNGEN

Weil die Verletzungsfolgen immer schwerer und die Kombinationsschäden immer häufiger werden, ist der Arzt in seiner Verantwortung oft
überfordert. Das Nebeneinander lebensbedrohlicher respiratorischer,
kardialer und zirkulatorischer Funktionsstörungen läßt ihm praktisch
keine Wahl, an welchem Organsystem seine Hilfe zuerst ansetzen soll.
Immer steht er unter Zeitdruck, und es bleibt für das Abwägen möglicher
und notwendiger Konsequenzen kein Raum. Schnelles und entschlosse-
nes Handeln zur Abwendung akuter Lebensgefahr unter Nutzung des
ganzen apparativen und instrumentellen Rüstzeugs ist stets vordringlich. Dann gilt es, entsprechende Vorbereitungen für den Transport des
Verletzten in die nächste Klinik zu treffen. Bei der Soforthilfe wird
sich der Arzt an bestimmte Richtlinien halten und deren Reihenfolge
nach den jeweiligen Erfordernissen variieren müssen.

Folgendes Schema mag dabei als Stütze dienen:
1. Freihalten der Atemwege durch Überstreckung des Kopfes und von
   *Esmarch-Heidelberg*schen Handgriff, Tieflagerung des Kopfes, um das
   Strömungsgefälle zum Gehirn zu vergrößern
2. Künstliche Beatmung bei Atemstillstand
   Mund-zu-Nase bzw.
   Mund-zu-Mund
   (Austasten des Mundes und Rachens, Lösen einer Kieferklemme so-
   wie Absaugen kommen nur bei bestimmten Indikationen zum Zuge)
3. Externe Herzmassage bei Herzinsuffizienz bzw. -stillstand in Kombi-
   nation mit Atemspende
4. Schockbekämpfung
   Blutungen durch Druckverband oder digitale Kompression stillen
   Tieflagerung des Kopfes
   Hochlagern und straffes Umwickeln der Beine
   Schutz vor Auskühlung
   Flüssigkeitsersatz
5. Schmerzbekämpfung
6. Wundverband
   Schienung von Knochenbrüchen

7. Bewußtlose in Seitenlage bringen, Überwachung während des Transports!

Mängel in der ärztlichen Ausbildung lassen sich nicht mit kurzgefaßten Merkblättern oder Leitfäden als Beigabe zum Unfallkoffer abstellen. Diese sind auch kein Ersatz für praktische Übungen. Mit der Aus- und Weiterbildung ist zunächst auf freiwilliger Basis ein Anfang gemacht, und man wird die weitere Entwicklung abwarten müssen. Ob die damit angestrebte optimale Erste ärztliche Hilfe eine utopische Forderung ist und bleibt wie *Perret* befürchtet, hängt letzten Endes vom einzelnen Arzt selbst und seiner persönlichen Einstellung zu den Dingen ab.

Mittel und Wege müssen gefunden werden, um *jeden Staatsbürger*, für den es nicht gleichgültig sein kann, daß etwa alle 30 Sekunden ein Mensch bei einem Unfall verletzt wird und alle 20 Minuten jemand an den erlittenen Unfallfolgen stirbt, aus der Lethargie zu wecken; denn niemand kann sich dabei einem gewissen Maß an Mitverantwortung entziehen. *Ausbildung aller in Erster Hilfe* ist um so notwendiger, weil erster Augenzeuge beim Unfall meist ein Laie ist, auf dessen Hilfe und Beistand wir nicht verzichten können *(Stoeckel)*. Ein Appell an Freiwilligkeit und Bereitschaft wird keinen großen Widerhall finden, so daß es Aufgabe für das Gesamtwohl verantwortlicher Stellen sein muß — und sei es durch Gesetzeskraft — eine Ausbildung möglichst der ganzen Bevölkerung zu realisieren. Die obligate Teilnahme an einem Erste-Hilfe-Kursus für Führerscheinbewerber ist ein erster Schritt auf dem Weg zur Popularisierung von jedermann zu erlernender Erster Hilfe.

LITERATURVERZEICHNIS

Ahnefeld, F. W. und *M. Allgöwer*, Dtsch. med. Wschr. 87, 425 (1962)

—, u. Mitarb., Münch. med. Wschr. 106, 5420 (1964)

—, Der Internist 3, 543 (1962)

Ahrer, E., Hefte Unfallhk. Berlin 77 (1964)

Allgöwer, M., Verbrennungen. Berlin-Göttingen-Heidelberg 1957

Amann, E., G. Salem, Wien. klin. Wschr. 75, 246 (1963)

Bauer, K. H., Hefte Unfallhk. Berlin 62 (1960)

Baumgartl, F., Med. Welt 35, 1731 (1961)

Bock, K. D., Schock. Berlin (1962)

Böhler, J., Pädiatr. Prax. 1, 523 (1962)

Brandel, T., Zschr. ärztl. Fortbild. 5, 968 (1962)

Brandenburg, W., Ärztl. Wschr. 10, 833 (1955)

Bücherl, E., R. Koch, Thoraxchirurgie 6, 261 (1956/57)

Buchborn, E., Handbuch der inneren Medizin, 4. Aufl. Bd. IX. S. 240. Berlin-Göttingen-
   Heidelberg 1962

Buchner, C., Dtsch. med. Wschr. 89 1390 (1964)

Bushe, K., Landarzt 39, 631 (1963)

Doenicke, A. und *F. Holle*, Fortschr. Med. 80, 253 (1962)

Dudziak, R., Therap. d. Gegenw. 106, 1263—1272 (1967)

Duesberg, E. und *H. Spitzbarth*, Klinik und Therapie der Kollapszustände.
   Stuttgart 1963

Ewerwahn, W. J. und *E. Carstensen*, Polizei-Technik-Verkehr, Hamburg 1956

Elam, J. O. u. a., J. Am. Ass. 174, 13 (1960)

—, J. Am. Med. 176, 565 (1961)

Eufinger, H., Zschr. Urol. 48 (1955)

Feuerstein, V., Wien. klin. Wschr. 76, 204 (1964)

Fischer, H., Arbeitsmedizin, Sozialmedizin 6, 310—312 (1971)

Frey, R., Med. Klin. 59, 880 (1964)

— u. Mitarb., Dtsch. med. Wschr. 89, 630 (1964)

—, Dtsch. med. Wschr. 87, 857 (1962)

Friedhoff, E. u. *V. Hoffmann*, Münch. med. Wschr. 101, 1430 (1959)

— u. *H. D. Lehmann*, Hefte Unfallhk. 62 (1960)

Frowein, A., Monographie aus dem Gebiet der Neurologie und Psychiatrie, Heft 101
   Berlin-Göttingen-Heidelberg 1963

Fuchsig, P., Dtsch. med. Wschr. 96, 1210—1213 (1971)

Fuller, R. H., bei *Tonner*, Milit. Med. 128, (1963)

Gall, F. u. *R. Leutschaft*, Med. Klin. 591 (1963)

Gauer, O. H., Dtsch. med. J. 5, 232 (1958)

— u. *H. Henry*, Klin. Wschr. 38, 356 (1960)

Georg, H., Visum 2, 40 (1963)

Gravenstein, J. S., Anaesthesist 13, 280 (1964)

Literaturverzeichnis

Gruber, U. F. u. *M. Allgöwer*, Schock und Plasmaexpander. Berlin-Göttingen-Heidelberg 1964

Gülzow, M., Tägl. Praxis Wien 1, 63 (1960)

Hackethal, H., Ärztl. Mitt. Bden 8, 337 (1960)

—, Med. Klinik 58, 283 (1963)

Hahlbrock, K. H. u. *Kochsiek,* Bruns' Beitr. klin. Chir. 207, 114 (1963)

Hainzl, H., Dtsch. Gesd.wes. 17, 981 (1962)

Hartenbach, W., Münch. med. Wschr. 104, 1567 (1962)

Hartmann, F., Med. Welt 807 (1964)

Hasche, H., Zbl. Chir. 88, 1145 (1963)

Heinemann, E. A., Niedersächs. Ärztebl. 45 (1961)

Hellner, H., Akute Fälle der täglichen Praxis für den diensthabenden Arzt. Stuttgart 1964

—, Landarzt 39, 62 (1963)

Herzog, K., Vernünftiges Verhalten bei Verkehrsunfällen. Krefeld 1961

Heß, A., Dtsch. Ärztebl. 38 (1961)

—, Dtsch. Ärztebl. 61, 1981 (1964)

Heyser, J. u. *G. Weber,* Schweiz. med. Wschr. 94, 46 (1964)

Hirsch, H., Verh. dsch. Ges. Kreisl.-Forsch. 23, 148 (1957)

Hoferichter, J., Mschr. Unfallhk. 64, 204 (1961)

Holle, F., Ärztl. Mitt. 9, 478 (1963)

Hossli, G., Praxis Bern 50, 946 (1961)

—, Anaesthesist 6, 14 (1957)

—, Anaesthesist 11, 116 (1962)

Hubach, H. u. *K. Poeck,* Dtsch. med. Wschr. 89, 556 (1964)

Hügin, P. P., Triangel 5, 156 (1961)

Iranyi, J. u. Mitarb., Münch. med. Wschr. 104, 1496 (1962)

Irmer, W., Dtsch. med. Wschr. 81, 1790 (1956)

Janner, J. u. *A. Celio,* Dtsch. med. Wschr. 87, 863 (1962)

Jelliner, S., Schweiz. med. Wschr. 86, 1111 (1956)

Karobath, H., Medical Tribune 7, 16 (1971)

Kaulbach, W., Bruns' Beitr. klin. Chir. 207, 486 (1963)

Kern, E. u. *K. Wiemers,* Dtsch. med. Wschr. 84, 551 (1959)

Killian, H., Ärztl. Praxis 1083 (1960)

—, Dtsch. med. Wschr. 85, 53 (1960)

Klaus, E. J., Med. Welt 1493 (1961)

Klimmer, O. R. und *L. Lendle,* Ärztl. Mitt. Niedersachsen 48 (1963)

Klimpe, L. und *R. Emmerich,* Dtsch. Gesd.wes. 18, 534 (1963)

Koeppen, S., Täg. Praxis Wien 4, 218 (1963)

—, Elektromedizin 6

—, Elektromedizin 7

—, Med. Klin. 49, 97 (1954)

150 —, Moderne Unfallverhütung, Heft 8, Essen

Kohlhaas, M., Dtsch. med. Wschr. 89, 1660 (1964)

–, Dtsch. med. Wschr. 89, 1718 (1964)

Köpp, H. F., Therap.woche, Karlsruhe 8, 125 (1957)

–, Therap.woche, Karlsruhe 3, 127 (1956)

Koslowski, L., Dtsch. med. Wschr. 88, 233 (1963)

–, Dtsch. med. Wschr. 87, 173 (1962)

–, Die Therapie des Monats 5 (1961)

–, Autolyse-Krankheiten in der Chirurgie. Stuttgart 1959

Kouwenhoven, W. B., J. R. Jude u. *G. G. Knickerbocker*, J. amer. med. Ass. 173, 1064 (1962)

Kudasz, J. u. *J. Besnyak*, Thoraxchir. 11, 345 (1964)

Kügler-Podellek, J. u. Mitarb., Dtsch. med. Wschr. 90, 74 (1965)

Lang, H., Tägl. Praxis Wien 4, 255 (1963)

–, Tägl. Praxis Wien 6, 87 (1965)

Langenbeck, B., Ärztl. Mitt. Niedersachsen 24 (1963)

Läuppi, E., Schweiz. med. Wschr. 84, 335 (1954)

Levy, A., Dtsch. med. Wschr. 86, 2280 (1961)

Leydhecker, W., Landarzt 38, 368 (1962)

Lick, R. F., Münch. med. Wschr. 112, 58–60 (1970)

– u. *D. Balser*, Therap. d. Gegenw. 106, 985–996 (1967)

– u. Mitarb., tägl. prax. 12, 401–416 (1971)

Lindenschmidt, Th. O., Münch. med. Wschr. 105, 2105 (1963)

Lob, A., Med. Klin. 55, 875 (1960)

Major, H., Landarzt 36, 1207 (1960)

Meinecke, F. W. u. *H. Ammon*, Dtsch. med. Wschr. 89, 886 (1964)

Metze, H., Zbl. Chir. 88, 2026 (1963)

Müller-Jensen, K., Münch. med. Wschr. 111, 250–254 (1969)

Nigst, H., Praxis Bern 50, 1119 (1961)

Nissen, R., Chirurg 22, 529 (1951)

–, 81. Tagung d. Dtsch. Ges. f. Chirurgie, München 1964

Paulsen, H. J., Mschr. Unfallhl. 72, 273–282 (1969)

Perret, W., 28. Jahrestagung d. Dtsch. Ges. f. Unfallheilkunde, Versicherungs-, Versorgungs- und Verkehrsmedizin. Würzburg 1964

Pflüger, H., Med. Welt 1421 (1961)

Rautek, F., Helfen und Bergen. Mainz 1956

Redding, J. S. u. a., J. amer. med. Ass. 178, 1137 (1961)

Rehn, J., Dtsch. med. Wschr. 86, 1645 (1961)

–, Med. Welt 50, 2629 (1961)

–, Med. Welt 52, 799 (1963)

Röse, W., Anaesthesist 13, 239 (1964)

–, Chirurg 35, 53 (1964)

Ruben, A. u. *H. Ruben*, Lancet 1, 780 (1962)

–, *H.*, Praxis Bern 52, 482 (1963)

Literaturverzeichnis

Safar, P. u. Mitarb., Amer. med. Ass. 176 (1961)

Sauerwein, W. u. *H. Nolte,* Zbl. Chir. 87, 1205 (1962)

Seiler, H., Praxis Bern 52, 464 (1963)

Spann, W., Münch. med. Wschr. 106, 982 (1964)

Spielmann, W., Schock und Plasmaexpander. Berlin-Göttingen-Heidelberg 1964

Swann, M. G. u. *N. R. Stafford,* Texas Rep. Biol. Med. 9, 356 (1951)

Schattenfroh, K., Unfallchirurg. Arbeitstagung Göttingen 1963

Schlag, G., Zbl. Chir. 87, 1273 (1962)

—, zitiert bei *Fuchsig*

Schmidt, G., Ärztl. Mitt. Niedersachsen 61, 1 (1964)

—, Niedersächs. Ärztebl. 33, 47 (1962)

Schmidt, G. u. *E. A. Heinemann,* Niedersächs. Ärztebl. 36, 1 (1963)

Schneider, M., Schock und Plasmaexpander. Berlin-Göttingen-Heidelberg 1964

Scholer, H., Med. Welt 182 (1964)

Stoeckel, W., Med. Welt 1224 (1963)

—, Krk.hs.arzt Wiss. Recht. Wirtsch. 36, 87 (1963)

—, Ärztl. Mitt. Niedersachsen 43 (1957)

Stoffregen, J., Landarzt 39, 627 (1963)

—, Atmung und Beatmung. Heidelberg 1961

Storring, G. E., Med. Welt 1389 (1964)

Streicher, H. J., Chir.prax. 6, 391 (1962)

Stucke, K., Med. Klin. 620 (1963)

Swann, H. G. u. *N. R. Spafford,* Texas Rep. Biol. Med. 9, 356 (1951)

Thölen, H., Praxis 50, 1122 (1961)

Tönnis, O., Münch. med. Wschr. 103, 1370 (1961)

—, *W.,* Westdeutscher Verlag Köln u. Opladen 1956

—, *W.* u. *R. A. Frowein,* Dtsch. med. Wschr. 89, 361 (1964)

—, Mschr. Unfallhk. 66, 169

—, Med. Klin. 58, 289 (1963)

—, *W.* u. Mitarb., Chirurg 34, 145 (1963)

Tonner, H. D., Zeitschrift f. Allgemeinmed./Der Landarzt 47, 1059—1063 (1971)

Tost, M., Klin. Mbl. Augenhk. Stuttgart 139, 377 (1961)

Uebermuth, H., Zbl. Chir. 89, 278 (1964)

Ulmer, W. T. u. Mitarb., Dtsch. med. Wschr. 85, 58 (1960)

—, Dtsch. med. Wschr. 85, 63 (1960)

—, Dtsch. med. Wschr. 85, 67 (1960)

Ungeheuer, E. u. *Contzen,* Münch. med. Wschr. 105, 709 (1963)

Wagner, H. J., D. Ä. 40, 2748—2752 (1969)

Wassner, U. J. u. *H. Ecke,* Mschr. Unfallhk. Leipzig 67, 32 (1964)

Weale, F. E. u. *R. L. Rothwell-Hackson,* Lancet 990 (1962)

Weber, H. J., Landarzt 39, 631 (1963)

—, Ärztl. Mitt. 199 (1963)

152 *Wechselberger, F.,* Fortschr. Med. 82, 395 (1964)

—, Erste Hilfe im Betrieb. Wien 1961
Welsch, G. u. Mitarb. Dtsch. Gesd.wes. 17, 887 (1962)
Wenker, H., Landarzt 40, 181 (1964)
Witzleb, E. u. *M. Schlepper,* Klinik und Therapie der Kollapszustände. Stuttgart 1962
Zimmermann, W. E., Zbl. Chir. 89, 605 (1964)

H.-W. Kirchhoff

Praktische Funktionsdiagnostik des Herzens und Kreislaufs

1965, 182 Seiten mit 39 Abbildungen und 16 Tabellen   DM 19,80

H.-W. Kirchhoff u. P. Beckmann

Regulationsstörungen des Herzens und Kreislaufs

Leistungsdiagnostik und Leistungstherapie

1965, 160 Seiten mit 26 Abbildungen und 15 Tabellen   DM 19,80

R. Janker

Röntgen-Aufnahmetechnik

Teil I: Allgemeine Grundlagen und Einstellungen
8. neubearbeitete Auflage 1971. Herausg. von A. Stangen, Bonn, 444 Seiten mit
292 Abbildungen und 8 Tabellen   DM 29,--

Teil II: Röntgenbilder
7. Auflage 1971, 238 Seiten mit 222 Abbildungen   DM 42,—

H. Lestradet u. A. Schaetz

Der Diabetes Mellitus

Neue Wege der Diagnostik und Therapie

1966, 202 Seiten mit 19 Abbildungen und 17 Tabellen   DM 34,—

Th. Becker

Krebs und Unfall

1965, 168 Seiten mit 85 Abbildungen, 2 farbige Tafeln und 22 Tabellen   DM 24,50

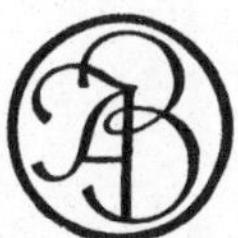

Johann Ambrosius Barth Verlag
Frankfurt am Main